Anaesthesiology and Resuscitation
Anaesthesiologie und Wiederbelebung
Anesthésiologie et Réanimation

76

Diagnostik der Narkose- und Operationsfähigkeit

Bericht über die wissenschaftliche Sitzung der Deutschen Gesellschaft für Anaesthesie und Wiederbelebung anlässlich der 4. Diagnostik-Woche am 25. März 1972 in Düsseldorf

Herausgegeben von

H. Kronschwitz und P. Lawin

Mit 35 Abbildungen

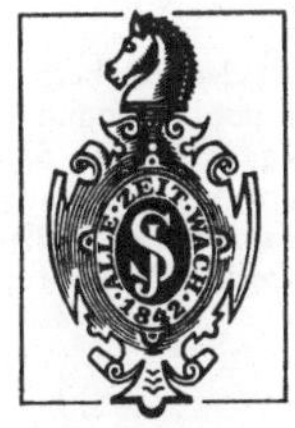

Springer-Verlag Berlin Heidelberg New York 1973

ISBN-13: 987-3-540-06505-0 e-ISBN-13: 987-3-642-65739-9
DOI· 10.1007/987-3-642-65739-9

Vorwort

Vorliegender Band der Schriftenreihe „Anaesthesiologie und Wiederbelebung“ enthält die Vorträge und Panel-Diskussion der im Rahmen der 4. Diagnostik-Woche 1972 in Düsseldorf von der Deutschen Gesellschaft für Anaesthesie und Wiederbelebung veranstalteten wissenschaftlichen Sitzung.

Das dabei behandelte Thema „Diagnostik der Narkose- und Operationsfähigkeit“ ist für die Indikationsstellung zur Anaesthesie sowie für die Auswahl des Anaesthesieverfahrens und damit für die zu operierenden Kranken und Verletzten von allergrößter Bedeutung, erst recht unter Berücksichtigung der noch immer nicht abgeschlossenen Ausdehnung der operativen Indikationsbreite auch auf Risikopatienten aller Altersgruppen. Der Entschluß der Herausgeber, die Referate und Diskussionsbemerkungen zusammenfassend zu veröffentlichen, um sie einem möglichst großen Kreis von Ärzten zugänglich zu machen, muß deshalb dankbar begrüßt werden.

Es ist meine feste Überzeugung, daß die folgenden Ausführungen für Anaesthesisten, Operateure und einweisende Ärzte von beträchtlichem Interesse und außerordentlichem Wert sind und zur Erhöhung der Anaesthesiesicherheit für unsere Patienten einen ganz wesentlichen Beitrag leisten.

Homburg/Saar, im November 1973 K. Hutschenreuter

Inhaltsverzeichnis

Verzeichnis der Referenten

BURCHARDI, H., Priv.-Doz. Dr., Facharzt für Anaesthesie an der Deutschen Klinik für Diagnostik AG, 62 Wiesbaden, Aukammallee 33

DUDZIAK, R., Prof. Dr., Leiter der Abteilung I des Zentrums für Anaesthesiologie und Wiederbelebung der Universitätskliniken, 6 Frankfurt/M., Theodor-Stern-Kai 7

HERDEN, H.-N., Dr., Oberarzt an der Anaesthesie-Abteilung des Allgemeinen Krankenhauses Altona, 2 Hamburg 50, Paul-Ehrlich-Straße 1

KLOSE, R., Dr., Oberarzt am Institut für Anaesthesiologie und Reanimation, Fakultät für Klinische Medizin in Mannheim, der Universität Heidelberg, 68 Mannheim

KRONSCHWITZ, H., Prof. Dr., Chefarzt der zentralen Anaesthesie-Abteilung am St. Markus-Krankenhaus, 6 Frankfurt/M. 50, Wilh.-Epstein-Straße 2

LAWIN, P., Prof. Dr., Chefarzt der Anaesthesie-Abteilung des Allgemeinen Krankenhauses Altona, 2 Hamburg 50, Paul-Ehrlich-Straße 1

LUTZ, H., Prof. Dr., Direktor des Institutes für Anaesthesiologie und Reanimation, Fakultät für Klinische Medizin in Mannheim, der Universität Heidelberg, 68 Mannheim

OEHMIG, H., Prof. Dr., Direktor des Anaesthesie-Zentrums der Universitätskliniken, 355 Marburg/Lahn

STOECKEL, H., Prof. Dr., Oberarzt der Abteilung für Anaesthesiologie der Universitätskliniken, 69 Heidelberg, Kirschnerstraße 1

Einführung

Für die von der Deutschen Gesellschaft für Anaesthesie und Wiederbelebung veranstaltete wissenschaftliche Sitzung im Rahmen der 4. Diagnostik-Woche 1972 wurde das Thema „Diagnostik der Narkose- und Operationsfähigkeit“ gewählt.

Den Ergebnissen der anaesthesiologischen Forschung ist es zu verdanken, daß sich die Ansichten über die Narkose- und Operationsfähigkeit wesentlich geändert haben. Die große Zahl der Anaesthesiemittel und -methoden, die heute zu unserer Verfügung stehen, ermöglichen uns, die Anaesthesie nicht nur in bezug auf Alter, sondern auch auf den physischen und psychischen Zustand des Kranken, auf die Krankheit als solche sowie auf Art und Dauer des geplanten Eingriffes individuell zu gestalten.

Anaesthesie und Operation sind mit keiner Art physiologischer Belastung auf Herz, Kreislauf, Atmung und Stoffwechsel zu vergleichen.

Es bedarf daher exakter Kenntnisse über die Einwirkung der sehr unterschiedlichen Anaesthesiemittel (der Inhalationsnarkotica sowie der intravenösen Narkosemittel) auf die einzelnen Organsysteme. Hierzu sind vor der Anaesthesie eine Reihe von diagnostischen Maßnahmen erforderlich, deren Ergebnisse es erst gestatten, die Wahl des Anaesthesie-Verfahrens auf den Zustand und die etwaige Vorschädigung bestimmter Organe sowie den geplanten operativen Eingriff abzustimmen. Die durch die klinische Untersuchung und die durch die speziellen diagnostischen Verfahren (Labor, Röntgen, EKG etc.) gewonnenen Werte diktieren dann Indikationen und Kontraindikationen für die verschiedenen Anaesthesieverfahren. Je gründlicher die praeoperative Diagnostik und die Erfassung möglichst aussagekräftiger Meßwerte sind, desto mehr können Art und Menge der Anaesthesiemittel sowie die Führung der Narkose an den Zustand des Patienten angepaßt werden. All dies hat dazu geführt, daß heutzutage große operative Eingriffe auch bei Patienten in hohem Lebensalter durchgeführt werden und daß das Urteil „nicht narkosefähig“ nur äußerst selten gefällt zu werden braucht.

Welche diagnostischen Voraussetzungen für die Durchführung einer optimalen Anaesthesie gefordert werden und welche Konsequenzen aus ihren Ergebnissen hinsichtlich der Einwirkung der verschiedenen Anaesthesiemittel auf die einzelnen Organsysteme gezogen werden können, soll im folgenden erörtert werden.

P. Lawin

Respirationstrakt

Von **H. Burchardi**

Es ist eine bekannte Tatsache, daß Störungen der Lungenfunktion, insbesondere durch unspezifische Erkrankungen der Atmungsorgane, weit verbreitet sind. Chronische Bronchitis und obstruktives Lungenemphysem stehen als Ursachen für die Berufsunfähigkeit bei Männern an zweiter Stelle. Besonders in höherem Lebensalter müssen wir mit ihnen als entscheidende Begleiterkrankungen rechnen.

Das muß berücksichtigt werden, wenn ein operativer Eingriff geplant ist. Hier können unspezifische Atemwegserkrankungen das Risiko wesentlich erhöhen und den Erfolg der Operation und u. U. das Leben des Patienten entscheidend gefährden.

Operationsgefährdung durch gestörte Lungenfunktion

Abschätzung des Operationsrisikos bedeutet Kenntnis der Gefahren und Störungen, die Operation und Narkose in der intraoperativen, aber besonders auch in der postoperativen Phase verursachen.

Die Aufgabe der Lunge ist der Gasaustausch, für den 3 Funktionen wirksam werden:

Ventilation der Luft
Perfusion des Blutes und
Diffusion der Gase zwischen beiden Medien.

Für einen optimalen Gasaustausch ist es erforderlich, daß Ventilation und Perfusion in ihrem Verhältnis genau aufeinander abgestimmt sind. Jede Abweichung von diesem optimalen Ventilations/Perfusions-Verhältnis hat eine Behinderung des idealen Gasaustausches zur Folge [17].

Das optimale Gleichgewicht wird bereits bei lungengesunden Patienten durch Operation und Narkose empfindlich gestört:

Rodewald und Harms [12] fanden bei Lungengesunden z. T. erhebliche Gasaustauschstörungen für O_2 nicht nur nach Herz-Thorax-Operationen, sondern auch nach Eingriffen im Abdomen (Abb. 1). Der arterielle Sauerstoffdruck sank bis auf Werte von 75–55 mmHg ab (normal 85–95 mmHg); diese arterielle Hypoxaemie ließ sich bis zum 4. postoperativen Tag nachweisen. Lediglich nach Eingriffen an den Extremitäten kam es nicht zur Gasaustauschstörung für O_2. Diese Hypoxaemie läßt sich nach Lawin [11] durch assistierte Beatmung mit Raumluft sicher beseitigen (Abb. 2).

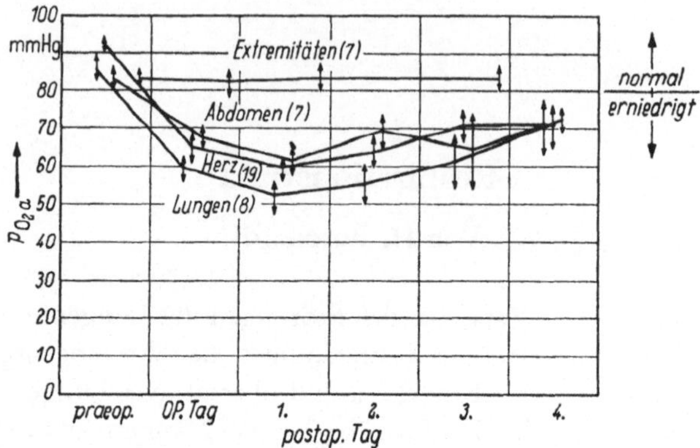

Abb. 1. Prä- und postoperative arterielle O_2-Druckwerte nach Herz-, Lungen-, Bauch- und Extremitätenoperationen. (Nach G. Rodewald: Langenbecks Arch. klin. Chir. **301**, 532 (1962).)

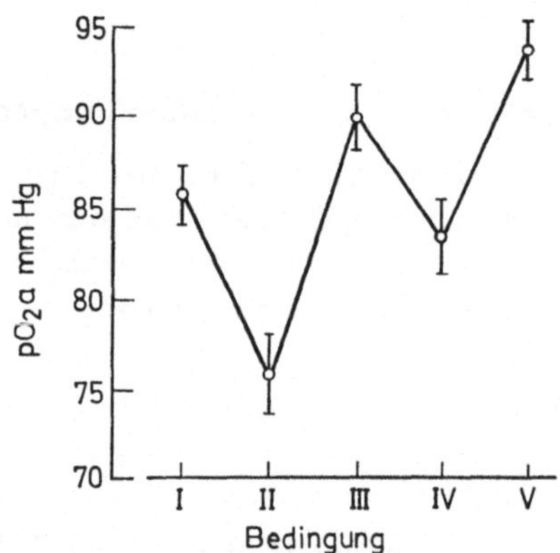

Abb. 2. Prä- und postoperative arterielle O_2-Druckwerte nach Bauchoperationen unter Spontanatmung und unter assistierter Beatmung mit Raumluft. (Nach Lawin, P.: Habilitationsschrift, Hamburg 1969.) Bedingungen: I Präoperativer Wert, Spontanatmung Raumluft; II 15 min postoperat., Spontanatmung Raumluft; III postoperat., 15 min nach Druckbeatmung mit Raumluft; IV postoperat., 15 min nach erneuter Spontanatmung Raumluft; V postoperat., 15 min nach erneuter Druckbeatmung mit Raumluft

Besteht nun bereits bei Lungengesunden eine Beeinträchtigung der Lungenfunktion während und nach einem operativen Eingriff, so ist diese Einschränkung bei vorgeschädigter Lunge natürlich noch weitaus größer:

Dabei ist das *intraoperative* Risiko durch die modernen Anaesthesieverfahren noch verhältnismäßig gering anzusetzen. Die wesentliche Operationsgefährdung bei lungengeschädigten Patienten liegt in der *post-*

operativen Phase. Eine gestörte, aber primär noch kompensierte Lungenfunktion kann in dieser Phase leicht dekompensieren und kann Anstoß zu schwerwiegenden Komplikationen werden.

Dafür kommen in der postoperativen Situation viele Ursachen zusammen [18]; ich will hier nur einige nennen:

Schmerzen im Thorax- und Abdominalbereich verhindern eine ausreichend tiefe Belüftung der Lunge, die Atmung ist flach, einige Alveolarbezirke werden schlecht ventiliert. So ist die Vitalkapazität bei Eingriffen im Oberbauch um 70–75% eingeschränkt, bei Unterbaucheingriffen um 50% [4]. Das begünstigt die Bildung von Atelektasen.

Die *Zwerchfellbeweglichkeit* wird durch Schmerz, durch Volumenzunahme im Abdomen (Meteorismus, Ileus, Peritonitis), aber auch durch feste Verbände eingeschränkt; das führt zur Minderbelüftung besonders der unteren Lungenpartien. Dabei ist gerade der Emphysematiker mit seinem starren Thorax besonders dringlich auf eine gute Zwerchfellbeweglichkeit angewiesen.

Ebenso ist der *Hustenstoß* abgeschwächt; die Förderung des postnarkotisch vermehrten Bronchialsekrets, die „Bronchialtoilette“, wird beeinträchtigt. Auch das ist besonders bei den obstruktiven Ventilationsstörungen, also dem chronisch bronchitischen Syndrom und dem Lungenemphysem, entscheidend, da hier ohnehin vermehrt zähflüssiges Sekret gebildet wird.

Lagerung und *postoperative Immobilisation* vermindern tiefes Durchatmen; das gesteigerte intrathorakale Blutvolumen bei flacher Lagerung schränkt den Luftgehalt der Lunge ein [3].

Die sog. *Surfactant-Substanz*, ein dünner Lipoprotein-Film, der die Alveolarwände auskleidet und Atelektasenbildung verhindert, wird durch trockene Narkosegase und durch Sekretanhäufung beeinträchtigt. Die Entstehung von Atelektasen wird begünstigt.

Behinderung der Ventilation und Anstau von Sekret bilden aber auch die Grundlage für Bronchopneumonien, besonders bei einer vorgeschädigten Lunge. Dann schließt sich ein circulus vitiosus.

Alle diese Einflüsse führen im Wesentlichen zu einer Gasaustauschstörung für Sauerstoff, die auf 3 Wegen entstehen kann:

1. Verschiebung des Ventilations/Perfusions-Verhältnisses durch Verminderung der Ventilation in gut perfundierten Alveolarbezirken: Das Blut wird dadurch nicht mehr vollständig mit O_2 gesättigt. Wir nennen das eine *Verteilungsstörung*.

2. Extreme Verschiebung des Ventilations/Perfusions-Verhältnisses durch vollständige Unterbrechung der Ventilation in einigen weiterhin perfundierten Alveolarbezirken, also der Tatbestand einer Atelektase. Funktionell bedeutet das Zumischung von venösem Blut, d. h. einen pulmonalen *Rechts-Links-Shunt*.

3. Die *Störung der Diffusion* durch die alveolo-kapilläre Membran (Lungenödem, -stauung) oder häufiger, die Verkürzung der Kontaktzeit zur O_2-Sättigung des Blutes, z. B. durch Rarefizierung der Kapillarstrombahn, besonders beim Lungenemphysem.

Im Gegensatz dazu beeinträchtigt eine Verminderung der alveolären Ventilation den Gasaustausch sowohl für Sauerstoff als auch für Kohlensäure:

Der Anteil an *Totraumbelüftung*, also der Anteil des Ventilationsvolumens, der für den Gaswechsel nicht genutzt werden kann, nimmt unter Narkose und in der postoperativen Phase zu. Die Ursache ist eine Verminderung der Perfusion an ventilierten Alveolen. Das gilt besonders bei jeder Verminderung des Herzzeitvolumens und bei Blutverlusten. Die Folge ist, daß die Gesamtventilation unökonomisch gesteigert werden muß, um eine ausreichende alveoläre Ventilation aufrecht zu erhalten.

Aber auch der *Stress* und der gesteigerte *Metabolismus* in der postoperativen Phase machen eine Steigerung der Ventilation nötig.

Insgesamt gibt es also zahlreiche Ursachen, die bereits bei Lungengesunden, besonders aber bei pulmonaler Vorschädigung das postoperative Risiko erhöhen können. Um das Ausmaß der Operationsgefährdung bereits vorher richtig abschätzen zu können, müssen die Störungen der Lungenfunktion genau analysiert werden.

Prüfung der Lungenfunktion

Anamnese und klinische Untersuchung, so unerläßlich sie auch sind, geben uns nur qualitative Hinweise. Auch das Röntgenbild des Thorax erlaubt keine wesentlichen Rückschlüsse auf die Funktion. Bei geringgradiger pulmonaler Leistungsminderung und kleineren Eingriffen mögen sie ausreichen. Bei allen größeren Operationen, selbstverständlich im Thoraxbereich, aber ebenso im Abdomen, sollte bei Verdacht einer Störung die Lungenfunktion durch eine genaue präoperative, quantitative Prüfung analysiert werden.

Welche Methoden sind für eine präoperative Lungenfunktionsprüfung empfehlenswert?

Eine altbewährte Methode zur Prüfung der Ventilation ist die *Spirometrie*, die Aufzeichnung und Messung der Lungenvolumina und der ventilatorischen Größen. Der Patient atmet im geschlossenen System an einem sog. Glocken-Spirometer; die Bewegungen der Glocke werden graphisch registriert, die Volumina aus der Kurve vermessen und mit Normwerten verglichen, die nach Alter, Geschlecht und Körperoberfläche variieren [1, 5, 13]:

Die *Vitalkapazität* ist das Luftvolumen, das nach maximaler Inspiration maximal ausgeatmet werden kann. Sie ist für sich allein wenig aussagefähig, sie ist selbst bei stärkeren Graden eines Lungenemphysems noch wenig verändert. Sie dient uns jedoch als Bezugssystem für die Beurteilung weiterer Parameter (Abb. 3).

Eine wichtige Größe ist die *Sekundenkapazität*, der sog. Tiffeneau-Wert (Abb. 4). Sie ist der Volumenanteil, der nach maximaler Inspiration durch

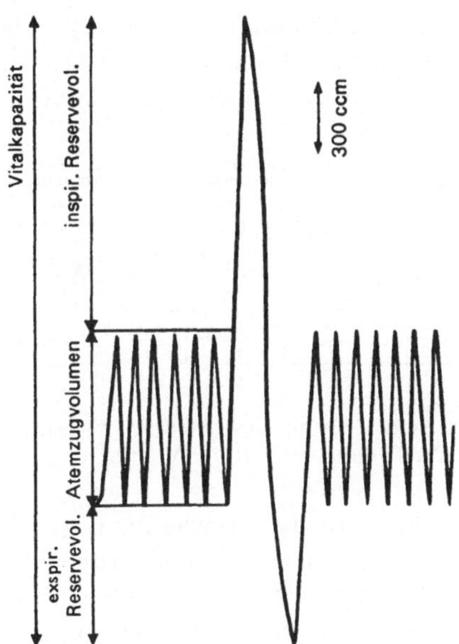

Abb. 3. Spirometrie: Registrierung von Atemzugvolumen und Vitalkapazität

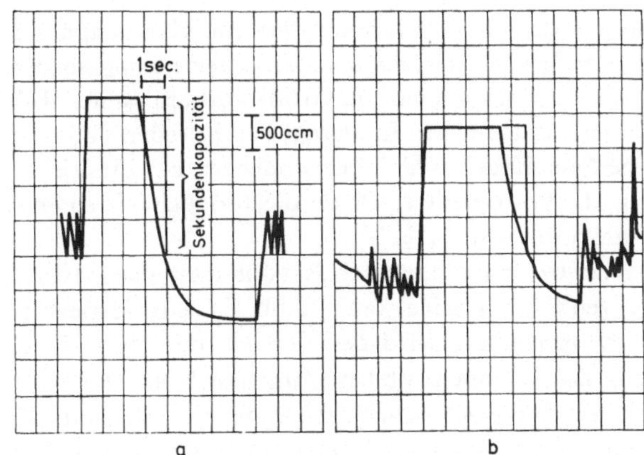

Abb. 4. Spirometrie: Registrierung der Sekundenkapazität (rascher Papiervorschub) bei normaler Lungenfunktion (a) und obstruktiver Ventilationsstörung (b)

forcierte Exspiration innerhalb der ersten Sekunde ausgeatmet werden kann. Bei normaler Lungenfunktion fordern wir, daß etwa 70–75% der Vitalkapazität innerhalb dieser ersten Sekunde ausgeatmet wird. Ist diese sog. „relative" Sekundenkapazität herabgesetzt, beispielsweise auf 50%, so bedeutet das, daß die Ausatmung erschwert und verlangsamt ist. Das ist ein wichtiges Indiz für das Vorliegen einer sog. *obstruktiven Ventilationsstörung* [16], also für eine Erhöhung des Atemwegswiderstandes in einem obstruierten Bronchialsystem, z. B. beim chronisch bronchitischen Syndrom, beim Anfall des Asthma bronchiale, beim obstruktiven Lungenemphysem.

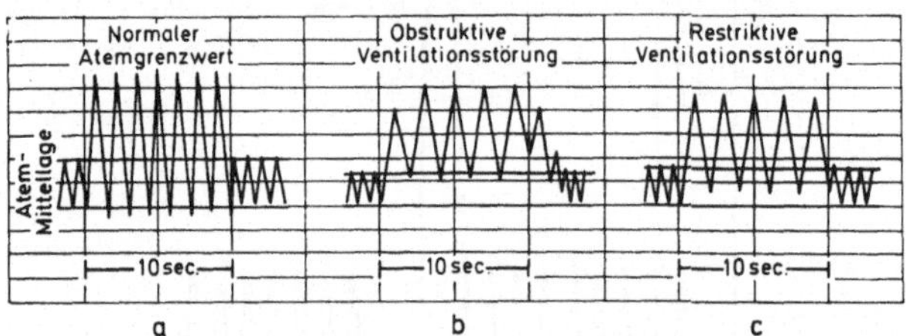

Abb. 5. Spirometrie: Registrierung des Atemgrenzwertes; Verminderung bei obstruktiver (b) und restriktiver Ventilationsstörung (c)

Bronchiale Obstruktion ist die Ursache für ungleichmäßige Belüftung der Alveolarbezirke. Sie führt zu einer ventilatorischen Verteilungsstörung, zu einer Gasaustauschstörung für Sauerstoff. Die Erhöhung des Atemwegswiderstandes steigert die Atemarbeit erheblich, führt zur Kurzatmigkeit, zur Dyspnoe. Bei stärkster Obstruktion übersteigt die erforderliche Atemarbeit schließlich die Leistungsfähigkeit des Patienten; er kann die nötige Ventilation nicht mehr aufbringen, es kommt zur alveolären Hypoventilation mit Anstieg der Kohlensäure im Blut, mit Hyperkapnie. Die Sekundenkapazität kann bei starker Obstruktion soweit herabgesetzt sein, daß in der ersten Sekunde nicht einmal die Größenordnung eines Ruhehubvolumens ausgeatmet werden kann. In diesem Fall ist jeder Thoraxeingriff, insbesondere eine Pneumonektomie kontraindiziert. Bei Eingriffen im Bauchraum muß für die postoperative Phase die Möglichkeit einer apparativen Beatmung vorhanden sein.

Als *Atemgrenzwert* bezeichnen wir das Volumen, das maximal innerhalb einer Minute ventiliert werden kann (Abb. 5). Um Hyperventilationserscheinungen zu vermeiden, wird der Versuch nur etwa 20 sec durchgeführt und dann das Volumen auf 1 min umgerechnet. Der Wert ist bereits bei Gesunden recht unterschiedlich (abhängig von Alter und Körperoberfläche); er wird aber u. a. auch beeinflußt von der Mitarbeit und der Atemtechnik des Patienten. Das schränkt seine Aussagekraft auch für pathologische Werte deutlich ein. Er ist herabgesetzt sowohl bei obstruktiven als auch bei restriktiven Ventilationsstörungen.

Im Allgemeinen können bei körperlicher Anstrengung für längere Zeit etwa $^2/_3$ des Atemgrenzwerts ausgenutzt werden [13]. Der Stress der postoperativen Situation kann gelegentlich ohne weiteres eine Steigerung der Ventilation auf das 5–7fache der Ruheventilation erfordern, was einer mittelschweren Arbeit entspricht. Das bedeutet, daß der Atemgrenzwert etwa den 6–9fachen Wert der Ruheventilation nicht wesentlich unterschreiten darf, wenn das Risiko einer Dekompensation der Atmung vermieden werden soll. In diesem Fall muß die Möglichkeit zur postoperativen apparativen Beatmung bestehen, wenn die Operation trotzdem durchgeführt werden muß.

Als sog. *statische Lungenvolumina* bezeichnen wir das Residualvolumen und die Totalkapazität.

Residualvolumen ist das Luftvolumen, das nach maximaler Exspiration in der Lunge verbleibt. Es kann in der Spirometrie nicht direkt gemessen werden, sondern wird in der Regel berechnet aus einem Mischungsvorgang mit einem Fremdgas (Helium), das praktisch die Lunge nicht über den Blutweg verlassen kann. Der Normwert liegt etwa zwischen 1000 und 1200 ml [5]. Eine Zunahme des Residualvolumens bedeutet eine vermehrte Blähung der Lunge. Nur bei gleichzeitiger Obstruktion, also bei verminderter Sekundenkapazität, ist ein vergrößertes Residualvolumen pathologisch bedeutsam. Es ist dann die Folge einer länger bestehenden obstruktiven Ventilationsstörung mit erschwerter Exspiration, also Ausdruck eines Lungenemphysems.

Als *Totalkapazität* bezeichnen wir den größtmöglichen Luftinhalt der Lunge, also die Summe von Residualvolumen und Vitalkapazität. Restriktive Ventilationsstörungen, d. h. Verminderung des funktionellen Lungenparenchyms, z. B. durch Fibrosen, große Atelektasen, Ergüsse usw., werden durch eine Abnahme der Totalkapazität (mindestens 30% unter Norm) erkannt. Postoperative Komplikationen werden jedoch seltener durch Restriktion als durch Obstruktion verursacht. Ein obstruktives Lungenemphysem muß andererseits nicht notwendigerweise zu einem Anstieg der Totalkapazität führen, sondern oft ist nur das Residualvolumen auf Kosten der Vitalkapazität vergrößert. Das Verhältnis

$$\frac{\text{Residualvolumen}}{\text{Totalkapazität}},$$

das je nach Alter zwischen 20 und 30% liegt, ist angestiegen (Tab. 1).

Schwieriger wird der Nachweis einer Kombination von Obstruktion und Restriktion, die in der Praxis nicht so selten vorkommt; denken Sie an einen Lungentumor, der sowohl eine Einengung von Bronchiallumina als auch bereits Atelektasen verursacht. Hier kann die Totalkapazität vermindert sein, das Verhältnis

$$\frac{\text{Residualvolumen}}{\text{Totalkapazität}}$$

Tabelle 1. Beurteilung des Residualvolumens

Normal	bis 25 % der Totalkapazität
Emphysem, leicht	25–35 % der Totalkapazität
Emphysem, mittelgradig	35–45 % der Totalkapazität
Emphysem, fortgeschritten	45–55 % der Totalkapazität
Emphysem, schwer	über 55 % der Totalkapazität

[Nach Motley, H. L., Arch. Industr. Hyg. **5**, 554 (1952)]

ist dagegen zugunsten des Residualvolumens verschoben.

Die Spirometrie, wie ich sie bisher schilderte, wird im allgemeinen in einem Lungenfunktionslabor einer Klinik oder gegebenenfalls bei einem niedergelassenen Pulmologen durchgeführt werden müssen. Es gibt jedoch auch einfachere Methoden, die bereits aufschlußreiche Meßergebnisse liefern.

Ich denke zunächst einmal an den *Vitalographen* [15], mit dem u. a. Vitalkapazität, Sekundenkapazität und ein berechneter Atemgrenzwert ermittelt werden können.

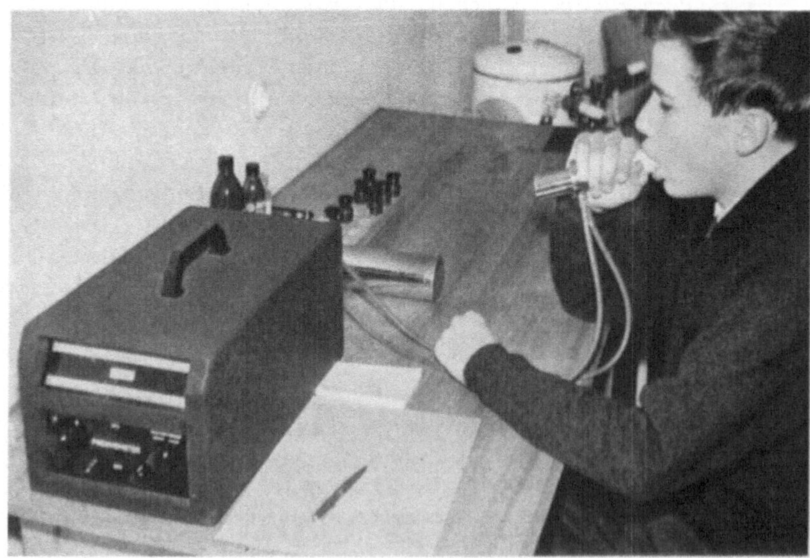

Abb. 6. Pneumometrie

Eine einfache Methode ist ferner die *Pneumometrie*, bei der die maximale exspiratorische Strömungsgeschwindigkeit gemessen wird (Abb. 6). Sie entspricht in ihrer Aussage etwa der Sekundenkapazität, d. h. sie deckt obstruktive Ventilationsstörungen auf (Normwerte nach WYSS und HADORN [19]: Männer: 7–12 l/sec; Frauen: 6–8 l/sec).

Der gleiche Parameter wird durch die *Peak-Flow-Messung* erfaßt. Hier wird die maximale exspiratorische Strömungsgeschwindigkeit mit einer

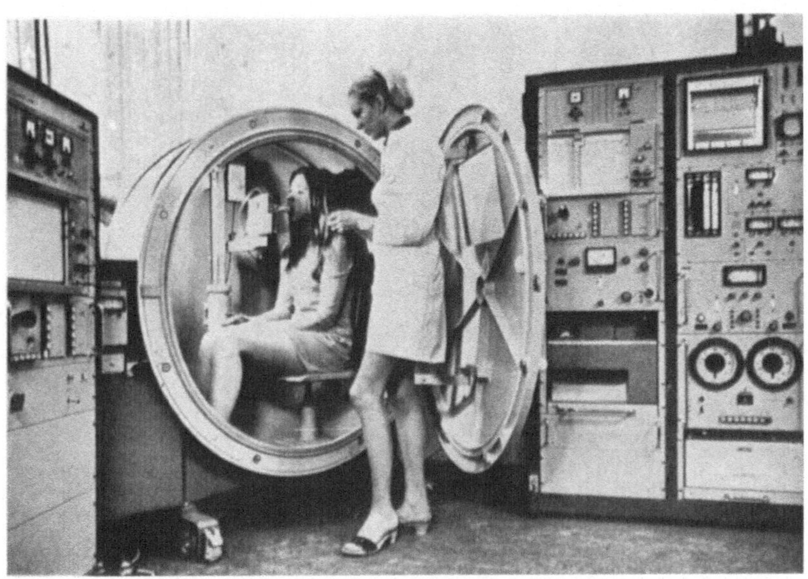

Abb. 7. Großer Lungenfunktionsmeßplatz mit Bodyplethysmograph und Registriergeräten

handlichen Meßuhr (Peak-flow-meter, WRIGHT) bestimmt. Die einfache Methode ist in Amerika sehr verbreitet. Für Lungengesunde wird eine Strömungsgeschwindigkeit von 400 l/min inspiratorisch, bzw. 500 l/min exspiratorisch gefordert [18].

Einen großen apparativen Aufwand hingegen erfordert die sehr exakte Methode der Bodyplethysmographie (Abb. 7). Sie ist nur größeren Lungenfunktionslaboratorien vorbehalten. Hiermit können wichtige atemmechanische Parameter gemessen werden; also z. B. der Atemwegswiderstand (Resistance), die Lungendehnbarkeit (Compliance), die eigentliche Atemarbeit und das Residualvolumen. Die Methode ist sehr empfindlich, für den Patienten wenig belastend und daher leicht wiederholbar. Sie eignet sich deshalb vorzüglich für klinische Verlaufsbeobachtungen. Die Messung ist auf gutwillige Mitarbeit des Patienten im wesentlichen nicht angewiesen; daher ist sie auch für Begutachtungen von großem Wert.

Mit den bisher geschilderten Methoden wird ausschließlich eine Teilfunktion der Lunge analysiert, nämlich die Ventilation.

Wollen wir dagegen einen Überblick über die Gesamtfunktion der Lunge bekommen, so müssen wir diese sozusagen am „Erfolgsorgan", am arteriellen Blut, messen. Hierfür benutzen wir die Analyse der Partialdrucke der Gase im arteriellen Blut, kurz die *arterielle Blutgasanalyse* (Normwerte s. Tabelle 2):
Gemessen wird der Partialdruck des Sauerstoffs (PaO_2), der normal 85–95 mmHg beträgt. Ein niedriger Wert bedeutet eine arterielle Hypoxaemie, also eine Gasaustauschstörung für O_2 allein, eine sog. *Partialinsuffizienz*.

Tabelle 2. Normwerte der arteriellen Blutgasanalyse

O_2-Druck (PaO_2)	85–95 mmHg
O_2-Sättigung (HbO_2a)	95–97 % HbO_2
CO_2-Druck ($PaCO_2$)	38–42 mmHg
pH	7,38–7,42
Standardbicarbonat-Gehalt	21–26 mval/l
Basenüberschuß	± 3 mval/l

Eine arterielle Hypoxaemie finden wir aber auch bei jeder alveolären Minderbelüftung. Dann ist zusätzlich der Partialdruck des CO_2 ($PaCO_2$) erhöht. Es besteht also gleichzeitig eine Hypoxaemie und eine Hyperkapnie, d. h. eine Gasaustauschstörung sowohl für O_2 als auch für CO_2. Wir nennen das eine *Globalinsuffizienz*.

Die Höhe des arteriellen Kohlensäuredrucks beeinflußt den *Säure-Basen-Haushalt*, der ebenfalls analysiert wird:

Ein Anstieg an CO_2 durch Hypoventilation hat eine Acidose zur Folge, eine sog. *respiratorische Acidose*. Der Abfall des CO_2 durch Hyperventilation führt zur *respiratorischen Alkalose*.

Der Organismus versucht, die respiratorische Acidose mit Anstieg des CO_2 durch metabolische Kompensationsvorgänge auszugleichen; es kommt dabei zu einem Anstieg des Standardbikarbonat-Gehalts, der bei länger anhaltender Hyperkapnie stets zu beobachten ist. Durch diese Kompensation kann der pH-Wert wieder normalisiert werden (kompensierte Acidose). Bei ausgeprägterer Hyperkapnie reichen jedoch die Kompensationsmechanismen nicht aus, der pH-Wert ist deutlich verschoben. Die chronische respiratorische, nicht kompensierte Acidose ist das Zeichen für eine schwere Lungenfunktionsstörung, z. B. bei einem bereits fortgeschrittenen obstruktiven Lungenemphysem.

So lassen sich anhand der Blutgasanalyse Gasaustauschstörungen für O_2 und für CO_2, aber auch Störungen des Säure-Basen-Haushalts genau differenzieren und quantitativ bestimmen.

Die arterielle Blutgasanalyse ist für die Beurteilung der Lungenfunktion genauso wichtig wie die Analyse der Ventilation. Beide können für sich allein unterschiedlich stark pathologisch ausfallen. Für eine aussagefähige Lungenfunktionsprüfung sind daher beide Methoden erforderlich. Darüber hinaus hat die Blutgasanalyse ihre Bedeutung für die postoperative Überwachung, insbesondere während der apparativen Beatmung.

Verwendung findet die arterielle Blutgasanalyse auch in der *Ergometrie*, dem Arbeitsversuch [8, 21]: Während der Patient auf einem Fahrradergometer dosierbar belastet wird, werden wiederholt Blutgasanalysen durchgeführt. Ein Abfall des Sauerstoffdruckes unter weiterer Steigerung der Belastung zeigt die Leistungsgrenze des Patienten an. So läßt sich präoperativ prüfen, ob der Patient die Belastungen während und nach der Operation tolerieren wird. Die Belastungsgrenze für eine Operation wird allerdings unterschiedlich beurteilt. ZIMMERMANN [21] fordert für größere Eingriffe eine Leistungsgrenze nicht unter 100 Watt, was ich für zu hoch halte. 60 Watt sollten aber sicher gefordert werden, will man postoperativ kein großes Risiko eingehen.

Präoperative Vorbehandlung

Ist die Lungenfunktion unseres Patienten schwerer gestört, so müssen wir uns damit nicht unbedingt abfinden. In vielen Fällen läßt sich die Funktion durch eine sinnvolle präoperative Vorbehandlung wesentlich verbessern [2, 6, 9, 10].

Physikalische Maßnahmen spielen dabei eine große Rolle:

Krankengymnastische Behandlung, wie Vibrationsmassage, Bindegewebsmassage, Atemübungen, aber auch feuchte Abklatschungen, heiße Rollen, Lagerungsdrainage sollten regelmäßig, am besten mehrmals täglich, durchgeführt werden. Sie vertiefen die Atmung und fördern die Bronchialtoilette.

Eine einfache Methode zur Vertiefung der Atmung ist die *künstliche Totraumvergrößerung* (GIEBEL) [7]: Der Patient atmet durch ein beliebig zu verlängerndes Rohr; es kommt zur Rückatmung CO_2-angereicherte Luft, die das Atemzentrum anregt und die Atmung vertieft. Der Patient kann diese Übung alleine, ohne fremde Hilfe ausführen, auch später in der postoperativen Phase.

Unsere effektivste Maßnahme ist die *Inhalationstherapie* mit Aerosolen unter intermittierender Überdruckbeatmung [6, 9, 10, 20]. Bei der assistierten Beatmung mit sog. druckgesteuerten Respiratoren (Bird Mark 7, Bennett PR 2, Dräger-Assistor 640) über ein Mundstück oder eine

Maske, wird die Lunge inspiratorisch gebläht. Infolgedessen werden auch primär minderbelüftete Alveolarbezirke gut ventiliert; vernebelte Aerosole gelangen dadurch auch in diejenigen Lungenpartien, die am dringlichsten behandelt werden müssen.

So können Broncholytica, Sekretolytica, Mucolytica und sogar Antibiotica lokal in der Lunge zur Wirkung kommen. Das Ziel ist Anfeuchtung und Verflüssigung des Bronchialsekrets und ausgiebige Bronchialtoilette. In

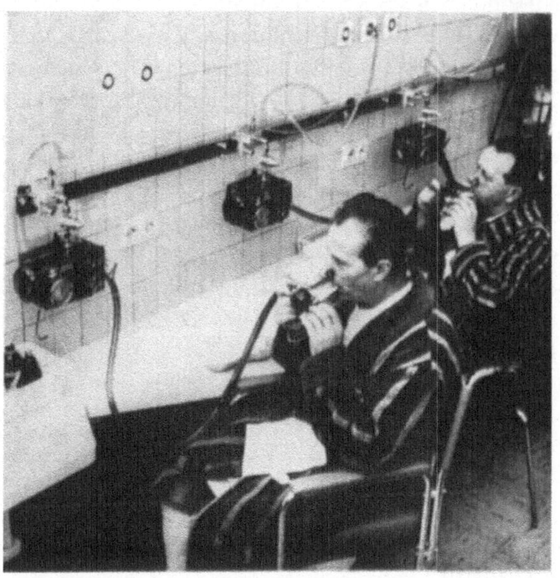

Abb. 8. Ambulanz für Beatmungsinhalation (Inst. f. Anaesthesiologie, Freiburg i. Br.)

speziellen Ambulanzen für Beatmungsinhalation können so die Patienten präoperativ vorbereitet werden. Sie lernen dadurch auch die Maßnahmen kennen, die postoperativ ohnehin für sie eingesetzt werden müssen (Abb. 8).

Wichtig ist, daß die physikalische Behandlung mit Aerosolen durch eine zweckmäßige *medikamentöse Therapie* (oral oder parenteral) unterstützt wird: Broncholytica, Sekretolytica, bei Infektionen Antibiotica (gezielt nach dem Resistenztest) und gegebenenfalls Corticoide, sowie bei Bedarf eine sorgfältige kardiale Vorbehandlung.

Wenn irgend möglich, sollte diese präoperative Vorbehandlungsphase nicht zu kurz angesetzt werden. Unter einer Woche werden wir selten Erfolge sehen können. Eine Spastik sollte nach Möglichkeit vor der Operation verschwunden sein. Der Erfolg läßt sich durch Lungenfunktionsprüfungen objektivieren.

Eine sorgfältige präoperative Vorbehandlung kann bei gestörter Lungenfunktion das Risiko für den Eingriff wesentlich senken und gegen postoperative Komplikationen schützen.

Zusammenfassung

Störungen der Lungenfunktion können den Erfolg chirurgischer Eingriffe infragestellen. Das gilt besonders für obstruktive Störungen, wie chronische Bronchitis, obstruktives Lungenemphysem, Asthma bronchiale; sie erhöhen in erster Linie das postoperative Risiko. Präoperative Funktionsdiagnostik ermöglicht eine Abschätzung dieses Risikoanteils. Aufwendigere Lungenfunktionsprüfungen sind größeren Krankenhäusern vorbehalten: Ganzkörperplethysmographie oder Spirometrie. Zur Diagnose der Obstruktion sind besonders die dynamischen Ventilationsgrößen aussagekräftig, z. B. exspiratorische Sekundenkapazität, exspiratorische Strömungsgeschwindigkeit. Für eine abschätzende, präoperative Diagnostik der Obstruktion sind daher auch einfachere Verfahren sinnvoll: Vitalograph, Pneumometer, Peak-Flow-Meßgerät. Bei pulmonalen Vorschädigungen ist die Analyse der arteriellen Blutgase (und des Säure-Basen-Haushalts) von großer Bedeutung, da hiermit der Erfolg des pulmonalen Gasaustausches (ggf. unter Belastung) gemessen wird.

Durch frühzeitige Planung des Eingriffs und Kooperation mit Chirurg und Anaesthesist muß versucht werden, die erkannte pathologische Lungenfunktion mit intensiver pulmonaler Vorbehandlung zu verbessern. Hier haben krankengymnastische Behandlungen und physikalische Maßnahmen, einschließlich der Beatmungsinhalation und der Atmung unter künstlicher Totraumvergrößerung ihren besonderen Platz. Sie werden postoperativ weitergeführt.

Literatur

1. Baldwin, E. de F., Cournand, A., Richards, D. W., Jr.: Pulmonary insufficiency: I. Methods of analysis, physiologic classification, standard values in normal subjects. Medicine (Baltimore) **27**, 243–278 (1948).
2. Bendixen, H. H., Egbert, L. D., Hedley-Whyte, J., Laver, M. B., Pontoppidan, H.: Respiratory care. Saint Louis: Mosby 1965.
3. Case, E. H., Stiles, J. A.: The effect of various surgical positions on vital capacity. Anesthesiology **7**, 29 (1946).
4. Churchill, E. D.: Pulmonary atelectasis, with especial reference to massive collapse of the lung. Arch. Surg. **11**, 489 (1925).
5. Comroe, J. H., Forster, R. E., Dubois, A. B., Briscoe, W. A., Carlsen, E.: Die Lunge. 2. Aufl. Stuttgart: Schattauer 1968.
6. Foitzik, H., Lawin, P.: Obstruktive Atemwegserkrankungen und Beatmungsinhalation bei chirurgisch Kranken. Akt. Chir. **5**, 283–288 (1970).

7. Giebel, O.: Präoperative Atemgymnastik. Z. prakt. Anästh. Wiederbeleb. **2**, 101–114 (1967).
8. Harms, H., Rodewald, G.: Die Bedeutung der Lungenfunktionsprüfung für die Begutachtung Thoraxverletzter. Mschr. Unfallheilk. **66**, 377–393 (1963).
9. Herden, H.-N., Lawin, P.: Inhalationstherapie. In: Lawin, P. (Hrsg.): Praxis der Intensivbehandlung. 2. Aufl. Stuttgart: G. Thieme 1971.
10. Herzog, H.: Langzeittherapie unspezifischer chronischer Lungenkrankheiten. Schweiz. med. Wschr. **95**, 571–578 (1965).
11. Lawin, P.: Die Beeinflussung der postoperativen Hypoxie durch intermittierende positive Druckbeatmung mit Raumluft. Habilitationsschrift, Med. Fakultät Universität Hamburg, 1969.
12. Rodewald, G., Harms, H.: Chronische Bronchitis, Emphysem und Operationsgefährdung. Hefte zur Unfallheilk., Heft **87**, 33–42 (1966).
13. Rossier, P. H., Bühlmann, A., Wiesinger, K.: Physiologie und Pathophysiologie der Atmung. Berlin-Göttingen-Heidelberg: Springer 1958.
14. Safar, P.: Respiratory Therapy. Oxford: Blackwell 1965.
15. Steinmetz, H., Debelic, M.: Leitfaden für Lungenfunktionsuntersuchungen in der Praxis. Buckingham: Moreton Press 1969.
16. Ulmer, W. T., Reif, E., Weller, W.: Die obstruktiven Atemwegserkrankungen. Stuttgart: G. Thieme 1966.
17. West, J. B.: Regional differences in gas exchange in the lung of erect man. J. appl. Physiol. **17**, 893–898 (1962).
18. Wylie, W. D., Churchill-Davidson, H. C.: A practice of anaesthesia. II. Ed. London: Lloyd-Luke 1970.
19. Wyss, F., Hadorn, W.: Die Pneumometrie. In: Progress in Allergy III, p. 290–333. Basel-New York: S. Karger 1952.
20. Young, J. A., Crocker, D.: Principles and practice of inhalation therapy. Chicago: Year Book Publ. 1970.
21. Zimmermann, W. E., Maurath, J.: Die Lungenfunktionsdiagnostik. In: Frey, R., Hügin, W., Mayrhofer, O. (Hrsg.): Lehrbuch der Anaesthesiologie und Wiederbelebung. 2. Aufl. Berlin-Heidelberg-New York: Springer 1971.

Herz und Kreislauf

Von **R. Dudziak**

Während die Lunge für den Anaesthesisten im wesentlichen ein Transmissionsorgan darstellt, von dessen Funktion die Aufnahme und Ausscheidung von Inhalationsnarkotica abhängig ist, ist das Herz eines der empfindlichsten und zugleich eines der wenigen, die Narkosefähigkeit limitierenden Erfolgsorgane. Das bedeutet, daß die Narkose- und Operationsfähigkeit eines Patienten nicht allein von seinem allgemeinen Zustand, sondern vor allem auch von der spezifischen Wirkung der verschiedenen Anaesthetica auf den Herzmuskel und der sich daraus ergebenden Minderung seiner Pumpleistung abhängt.

Zunächst soll hier über den neuesten Stand der anaesthesiologischen Forschung auf dem Gebiet des Herzens berichtet werden. Den Ergebnissen dieser Forschung haben wir zu verdanken, daß sich unsere Ansichten über die Narkose- und Operationsfähigkeit geändert haben. Dies deutlich herauszustellen soll die zweite Aufgabe des vorliegenden Übersichtreferates sein.

Die unter klinischen Bedingungen beobachteten Wirkungen von Anaesthetica auf den Kreislauf sind meistens das Ergebnis eines direkten, seltener eines indirekten Eingriffs dieser Medikamente auf den Herzmuskel selbst. Eine direkte Beeinflussung des Herzens durch Anaesthetica betrifft im wesentlichen 3 Bereiche:

1. den cellulären Herzstoffwechsel
2. die Coronardurchblutung und
3. die Herzmuskelkontraktilität.

Die Resultate dieser 3 verschiedenen Einzelwirkungen bei der überwiegenden Zahl von Anaesthetica ist die Herabsetzung der Kammerschlagarbeit, von deren Größe die Entwicklung eines bestimmten systolischen Blutdruckes sowie das Zustandekommen eines adäquaten Blutflusses, d. h. eines Herzzeitvolumens, abhängig ist. Nach den bisher bekannten Befunden muß angenommen werden, daß verschiedene Anaesthetica in der Lage sind, Störungen des Intermediärstoffwechsels des Herzens hervorzurufen. Vor allem nehmen sie Einfluß auf den Energiebedarf sowie auf die Energieverwertung der Herzmuskelzellen. Für die Gruppe der halogenierten Narkotica, zu deren Repräsentanten Halothan und Methoxyfluran gehören, besteht kein Zweifel darüber, daß sie den Sauerstoffverbrauch des Herzens wesentlich herabsetzen können. Da der Abfall

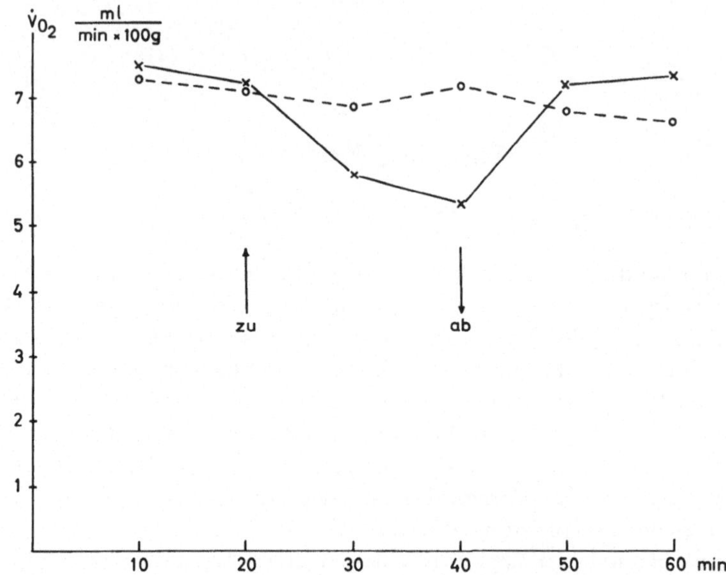

Abb. 1. Sauerstoffverbrauch des leerschlagenden Rattenherzens $\dot{V}_{O_2}$ in ml/min × 100 g. ×——× Einwirkung von Halothan. ○----○ Einwirkung von Halothan bei erhöhter Ca-Konzentration. Halothanwirkung zwischen der 20. und der 40. Minute. (Dudziak, R.: Über die Wirkung von Halothane, Fentanyl, Dehydrobenzperidol und Propanidid auf den Sauerstoffverbrauch und den Coronardurchfluß des Warmblüterherzens. Westdeutscher-Verlag, Köln Opladen 1967)

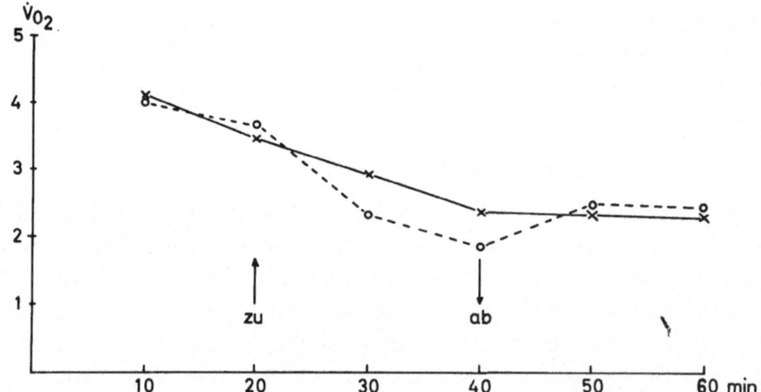

Abb. 2. Sauerstoffverbrauch des stillgelegten Herzens. $\dot{V}_{O_2}$ in ml/min × 100 g. ×——× KCl-Stillstand. ○----○ KCl + Halothan (15 mg/100 ml). Halothanwirkung zwischen der 20. und der 40. Minute. (Dudziak, R.: Über die Wirkung von Halothane, Fentanyl, Dehydrobenzperidol und Propanidid auf den Sauerstoffverbrauch und den Coronardurchfluß des Warmblüterherzens. Westdeutscher-Verlag, Köln Opladen 1967)

des Sauerstoffverbrauches unter Halothanwirkung im Tierversuch auch am stillgestellten Herzen beobachtet werden konnte, muß eine primäre Depression des Stoffwechsels angenommen werden. Es ist bekannt, daß unter den meisten physiologischen Bedingungen eine enge Korrelation zwischen dem Energiebedarf des Herzens und dem systolischen Druck, der Herzfrequenz sowie der Systolendauer besteht. Für die Diagnostik der Narkosefähigkeit hat diese Tatsache eine eminente Bedeutung, weil sie bei Patienten mit einer rekompensierten Herzinsuffizienz auf die Gefahr einer erneuten akuten Verschlechterung der Kreislaufsituation hindeutet.

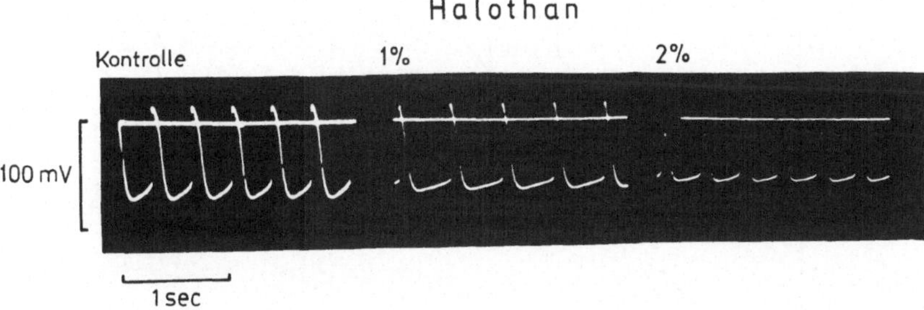

Abb. 3. Wirkung von Halothan auf Aktionspotentiale des Sinusknoten. [Nach HAUSWIRTH und SCHAER, J. Pharmacol. **158**, 36 (1967)]

Unter den Anaesthetica finden wir aber auch solche Stoffe (Ketamin), die den Sauerstoffverbrauch des Herzens steigern. Die Sauerstoffversorgung des Herzens bei einer normalen Sauerstoffsättigung des arteriellen Blutes ist von der Güte der Coronardurchblutung abhängig. Ein höherer Sauerstoffverbrauch erfordert in der Regel eine höhere Coronardurchblutung. Dies ist der zweite für die Diagnostik der Narkosefähigkeit, vor allem aber für die Wahl eines entsprechenden Narkosemittels, wichtige Punkt. Hier ist der Anaesthesist gezwungen abzuwägen, ob sich die Coronardurchblutung dem nutritiven Bedarf des Herzens unter den Bedingungen einer Narkose anzupassen in der Lage ist oder nicht. Coronarerkrankte Patienten sind für diese Art der Narkose natürlich nicht geeignet.

Die Herzmuskelzelle ist nicht der alleinige Angriffspunkt der Anaesthetica. In neuerer Zeit konnte nachgewiesen werden, daß sie auch eine direkte Wirkung auf die elektrischen Vorgänge bei der Erregung des Herzens ausüben können. Am Sinusknoten kommt es zu einer deutlichen Veränderung der Konfiguration der Aktionspotentiale, insbesondere zu einer Abnahme der langsamen diastolischen Depolarisation, ein Effekt, der für sich allein zu einer Frequenzabnahme führen würde. Gleichzeitig findet man auch eine Abnahme des maximalen diastolischen Potentials, womit sich die Potentialdifferenz bis zum Schwellenpotential vermindert. Dieser spezifischen

Wirkung von Halothan kommt eine besondere Bedeutung zu, da die durch Adrenalin ausgelösten Arrhythmien davon auszugehen scheinen. Eine bestehende Hypokaliämie, wie sie bei mit Diuretica behandelten Patienten beobachtet wird, sowie fehlende Digitalisierung können über den geschilderten Mechanismus zu Komplikationen von Seiten des Herzens in Form von schweren ventrikulären Arrhythmien bis zum Auftreten von Kammerflimmern führen. Eine bestehende Arrhythmie und das Auftreten von ventrikulären Extrasystolen sind aber keine Kontraindikation für eine Narkose,

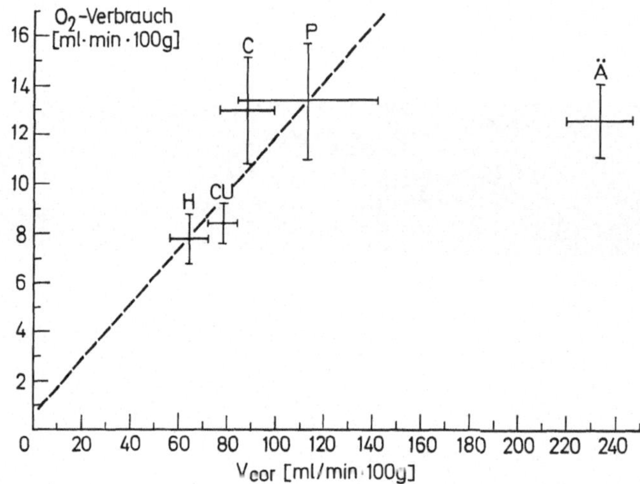

Abb. 4. Beziehung zwischen Sauerstoffaufnahme des Herzens und Coronardurchblutung für Chloralose-Urethan (CU)-, Pentobarbital (P)-, Halothan (H)-, Chloroform (C)- und Äther (Ä)- Narkose bei maschineller Normoventilation. Die gestrichelte Gerade schneidet die Ordinate beim Sauerstoffverbrauch des stillgestellten Herzens und stimmt weitgehend mit der von Eckenhoff u. Mitarb. (1967) und Berglund u. Mitarb. (1957) gefundenen Korrelation zwischen Sauerstoffverbrauch des Herzens und Coronardurchblutung überein. (Aus: Eberlein, H. J.: Coronardurchblutung und Sauerstoffversorgung des Herzens unter verschiedenen CO_2-Spannungen und Anaesthetica. Archiv für Kreislaufforschung **50**, 18–86 (1966))

weil dem Anaesthesisten auch solche Anaesthetica zur Verfügung stehen, die eine ausgesprochene antidefibrillatorische, chinidinähnliche Wirkung besitzen.

Das Verhalten der Coronardurchblutung während der Narkose ist ein Problem, das gerade im Hinblick auf die immer häufiger auftretenden coronaren Erkrankungen besondere Aufmerksamkeit verdient.

Für die Beurteilung der Coronarwirksamkeit von Anaesthetica können verschiedene Parameter herangezogen werden. In der folgenden Besprechung dieses Problems soll lediglich auf die Darstellung des Verhältnisses von Coronardurchblutung zum Energiebedarf des Herzens, ausgedrückt als Sauerstoffverbrauch, sowie der absoluten Größe der Coronardurchblutung unter der Wirkung von verschiedenen Anaesthetica eingegangen werden.

Die Beziehung zwischen dem Sauerstoffverbrauch des Herzens und der Coronardurchblutung während der Narkose geben die Untersuchungen von Eberlein besonders eindrucksvoll wieder. Nimmt man an, daß der Sauerstoffverbrauch des Herzens während der Narkose abnimmt, so ist eine gleichzeitige Verminderung der Coronardurchblutung nur dann als ungünstig zu bewerten, wenn sie den nutritiven Bedarf des Herzmuskels zu decken nicht in der Lage ist. Aus Untersuchungen an intakten Herzen wissen wir, daß der normale Sauerstoffverbrauch etwa 7–10 ml/min × 100 g Feuchtgewicht beträgt, dem eine mittlere Coronardurchblutung von 70–100 ml/min × 100 g entspricht. Werden diese Werte in ein Koordinatensystem eingetragen, so erhält man eine Gerade, deren Extrapolation auf die Durchblutung „Null "den Ruhesauerstoffverbrauch ergeben muß. Aus der Abbildung, die der Arbeit von Eberlein entnommen wurde, ist zu ersehen, daß bei einer Halothannarkose die Coronardurchblutung zwar geringer ist, jedoch dem unter diesen Bedingungen herrschenden Energiebedarf des Herzens gut angepaßt ist. Während der Äthernarkose hingegen, steigt die Coronardurchblutung wesentlich stärker an, als dies dem Sauerstoffverbrauch des Herzens entsprechen würde. Dieser günstige Effekt des Äthers auf die Coronargefäße darf aber nicht dazu verleiten, dieses Narkoticum bei Herzkranken uneingeschränkt zu empfehlen. Der Anaesthesist hat hierbei zu berücksichtigen, daß Äther gleichzeitig den Sauerstoffverbrauch des Herzens – im Vergleich zu einer Halothannarkose – um etwa 50% erhöht. Wenn ein intaktes Coronarsystem mit einer normalen Coronarreserve vorausgesetzt werden kann, dürfte eine Äthernarkose tatsächlich eine besondere Sicherheit für das Herz bieten. Wenn dagegen die Coronarreserve infolge einer hochgradigen Coronarsklerose oder einer extremen Anämie stark eingeschränkt oder aufgehoben ist, wird jede weitere Steigerung des Energiebedarfes des Herzens nachteilig sein. In einem solchen Fall wird die Halothannarkose mit einer Senkung des Sauerstoffverbrauches ohne Herabsetzung der venösen Sauerstoffsättigung des coronaren Blutes vorzuziehen sein.

Ähnlich wie bei der Inhalationsnarkose ist auch die Kenntnis der Herzwirksamkeit von intravenösen Narkotica von großer Bedeutung. In eigenen Untersuchungen beschäftigten wir uns kürzlich mit zwei interessanten Ultrakurznarkotica, dem Propanidid (Epontol) und dem Methohexital (Brietal-Na). Die Abbildung 5 zeigt, daß unter der Wirkung von Epontol, trotz einer Abnahme des arteriellen Druckes, eine dosisabhängige, starke Zunahme der Coronardurchblutung registriert wurde. Da der Sauer-

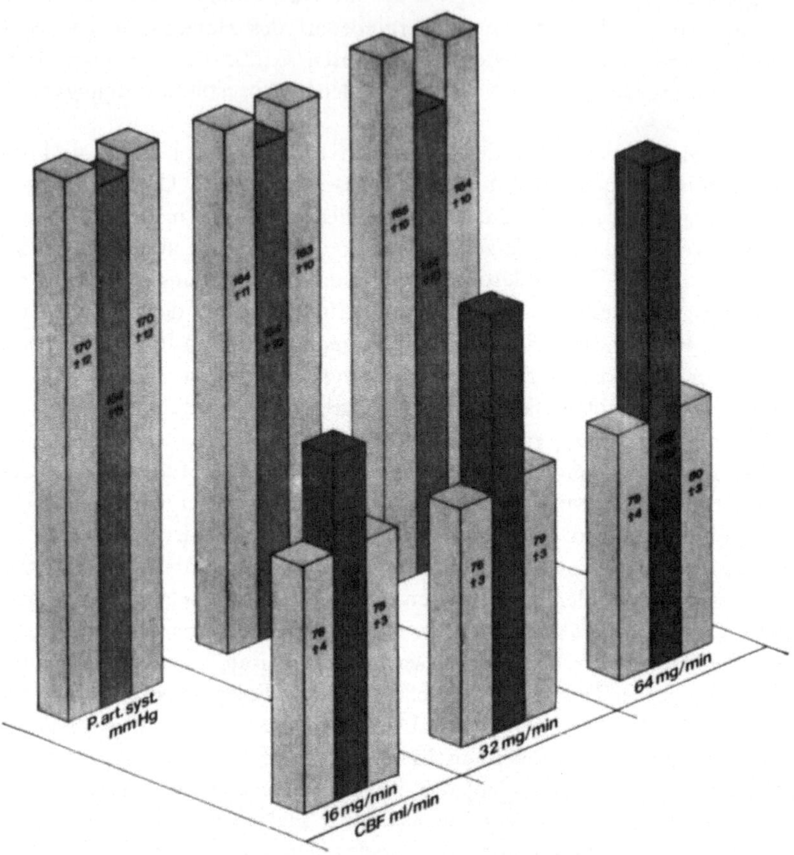

Abb. 5. Coronardurchblutung und arterieller Druck vor, während und nach der Einwirkung von verschiedenen Epontolkonzentrationen

stoffverbrauch des Herzens unter der Wirkung von Epontol nur geringfügig erhöht ist, darf von einer spezifisch dilatierenden Wirkung dieses Medikamentes auf die Coronargefäße gesprochen werden. Ein ähnliches Verhalten bezüglich der Coronardurchblutung wurde auch bei Methohexital beobachtet.

Zum Abschluß des Themas „Coronardurchblutung während der Narkose" möchte ich zusammenfassend feststellen, daß uns bis heute keine gebräuchlichen Anaesthetica bekannt sind, die eine Coronarkonstriktion hervorrufen. Vielmehr ist für die Diagnostik der Narkosefähigkeit eines Patienten auf jene Gruppe von Anaesthetica zu achten, die zwar coronardilatatorisch wirksam sind, gleichzeitig aber den Sauerstoffverbrauch des Herzens erhöhen. Damit wird die Narkosefähigkeit von coronarerkrankten Patienten nicht so sehr von der Krankheit selbst, sondern von der Wahl eines geeigneten Narkoticums und einer optimalen Narkoseführung abhängig sein. Ein überzeugendes Beispiel hierfür sind die zahlreichen Narkosen, die bei Operationen an den Herzkranzgefäßen in vielen Zentren für Herzchirurgie in aller Welt mit Erfolg durchgeführt werden.

Abschließend soll kurz das Problem der Contractilität des Myokards während der Narkose besprochen werden.

Die engen Beziehungen, die zwischen der „Contractilität des Herzmuskels“ und dem Zustandekommen einer bestimmten Herzleistung bestehen, machen diesen Begriff auch während der Anaesthesie zum wichtigsten Kreislaufparameter.

Um das Thema verständlich zu machen, möchte ich einige Sätze zur Definition der Contractilität sagen. Wir gehen davon aus, daß Herzmuskelfasern sog. contractile Elemente, die sich verkürzen, und elastische Elemente, die sich dehnen und damit eine gewisse Spannung erzeugen, enthalten. Am Anfang der Contraction stehen elektrochemische Vorgänge, die eine Verkürzung der contractilen Elemente bewirken. Gleichzeitig werden die in Serie geordneten elastischen Elemente auseinander gezogen. Da die Herzkammern zu Beginn der Contraction mit Blut gefüllt sind, führt die Verkürzung der contractilen Elemente zu keiner Änderung der Muskelfaserlänge. Die maximale Dehnung der elastischen Elemente bedeutet damit die Entwicklung einer Spannung im Herzmuskel und einer dieser Spannung entsprechenden Kraft. Im Moment der Eröffnung der aortalen Klappen wird diese Kraft in Arbeit umgesetzt, es resultiert ein Blutfluß und ein Druck. Kennt man die initiale Faserlänge, so gibt die Geschwindigkeit, mit der sich die contractilen Elemente verkürzen, sowie die Kraft, die dabei entwickelt wird, eine genaue Auskunft über die Contractilität des Myokard.

So war zu erwarten, daß verschiedene Anaesthetica, die dafür bekannt sind, daß sie den Intermediärstoffwechsel sowie die elektromechanischen Vorgänge in der Herzmuskelzelle negativ beeinflussen, auch die Contractilität des Herzens verändern würden. Dies ist, mit Ausnahme von Cyclopropan und Lachgas, bei allen untersuchten Narkotica tatsächlich der Fall.

Die negative Beeinflussung der Contractilität des Herzens durch Anaesthetica stellt zweifelsohne eine unerwünschte Nebenwirkung jeder Narkose dar. Bei den meisten Patienten wird diese negativ inotrope Wirkung der Anaesthetica kaum zur Geltung kommen, weil die Konzentrationen im Blut von beispielsweise Halothan oder Methoxyfluran, die in der Lage wären, eine Minderung der Herzcontractilität bis an die Grenze einer manifesten Insuffizienz hervorzurufen, außerhalb der klinisch üblichen Dosierungen liegen. Ähnliches läßt sich mit Einschränkungen von intravenösen Narkotica, insbesondere von Barbituraten sagen. Konzentrationsbedingt tritt gerade bei Barbituraten häufig eine vorübergehende, starke Minderung der Contractilität, die bedrohliche Ausmaße annehmen kann, auf.

Bei kardial vorgeschädigten Patienten kann es relativ schnell zu einer Herzinsuffizienz und gefährlichen Komplikationen kommen. Es stellt sich deshalb die Frage nach dem in diesem Fall geeignetesten Narkoseverfahren und ob und wie weit durch eine präoperative Digitalisierung der contractilitätsmindernden Wirkung der Anaesthetica entgegengewirkt werden kann.

Experimentelle Untersuchungen haben sowohl für Barbiturate als auch für das Halothan gezeigt, daß bei den mit Digitalis vorbehandelten Herzen eine höhere Narkoticumkonzentration im Blut notwendig ist, um eine vergleichbare Minderung der Contractilität zu erzeugen. Ferner konnte gezeigt werden, daß das Digitalis in der Lage ist, die Contractilität eines durch Anaestheticum insuffizient gewordenen Herzmuskels zu steigern. Damit gewinnt sowohl die präoperative als auch die intraoperative Digitalisierung, besonders bei Patienten mit geringen kardialen Leistungsreserven, eine besondere Bedeutung.

Patienten mit Zeichen einer kardialen Insuffizienz, wie Anstrengungsdyspnoe, Orthopnoe, pulmonalem Stau, Ödemen, stellen naturgemäß den Anaesthesisten vor die schwierigsten Aufgaben. Eine gute präoperative Digitalisierung ist in diesen Fällen unbedingt erforderlich. Diuretica und Ausgleich der Hypokaliämie, das Beheben des sekundären Hyperaldosteronismus und die Wiederherstellung normaler osmotischer Verhältnisse im Blut normalisieren die Ventrikelfunktionskurven und damit auch die Hämodynamik weitgehend. Hierdurch werden Verhältnisse geschaffen, die eine Durchführung der Narkose ermöglichen. Die Wahl des Anaestheticums bleibt nun dem Anaesthesisten überlassen. Von seinem Wissen und Können wird es schließlich abhängig sein, inwieweit das die Contractilität mindernde Narkoticum seine unerwünschte Wirkung entfalten kann.

Zum Abschluß meines Themas möchte ich die in ihm enthaltene offene Frage nach der Diagnose der Narkose- und Operationsfähigkeit beantworten.

Immer wieder erreichen den Anaesthesisten und den Chirurgen ärztliche Bescheinigungen, in denen ein Patient aufgrund seiner kardialen Erkrankung als narkoseunfähig bezeichnet wird. Dadurch wird oft eine wichtige Operation hinausgeschoben, ja sogar als unter diesen Bedingungen nicht durchführbar abgelehnt. Dieser oft unbegründete Standpunkt stammt aus einer Zeit, als die Narkose nicht durch einen Facharzt für Anaesthesie, sondern meist durch die jüngeren Assistenten oder von Schwestern durchgeführt wurde.

Die rasche Entwicklung unseres Faches sowie der geschilderte Stand der anaesthesiologischen Forschung, insbesondere auf dem Gebiet der Kardiologie, hat klare Anwendbarkeitsgrenzen für viele Inhalationsnarkotica sowie intravenöser Narkosemittel gesetzt. Dies bedeutet, daß es heute möglich ist, bei jeder Herzerkrankung, mit Ausnahme der manifesten Herzinsuffizienz, eine der kardialen Situation angepaßte, optimale Narkose durchführen zu können.

Bei Patienten mit einer manifesten Herzinsuffizienz wird die Operations- bzw. Narkosefähigkeit dann als gegeben angesehen, wenn entschieden wird, daß die Operation aus einer vitalen Indikation heraus durchgeführt werden muß. Der Anaesthesist hat auch in so schwierigen Kreislaufsituationen die Möglichkeit, durch Anwendung eines speziellen Anaesthesieverfahrens, mit Hilfe von stark wirksamen Analgetica und Neuroleptica eine ausreichende Analgesie sowie Neurolepsie zu erreichen. Lediglich erfährt dabei der Terminus „Narkosefähigkeit" eine kleine Korrektur, indem er durch den in diesem Fall sinnvolleren Begriff „Analgesiefähigkeit" ersetzt werden muß.

Zusammenfassung

Die Ergebnisse der anaesthesiologischen Forschungen der letzten Jahre auf dem Gebiet des Herzens zeigen, daß die unerwünschten Wirkungen von Anaesthetica auf den Kreislauf meist das Ergebnis einer direkten Einwirkung dieser Medikamente auf den Herzmuskel sind. Im wesentlichen handelt es sich hierbei um die Einwirkung auf den cellulären Herzstoffwechsel, Beeinflussung der Coronardurchblutung und der Herzmuskelcontractilität. Die Resultante dieser drei verschiedenen Einzelwirkungen bei der überwiegenden Zahl von Anaesthetica ist die Herabsetzung der Kammerschlagarbeit, von deren Größe die Entwicklung eines bestimmten systolischen Blutdruckes, sowie das Zustandekommen eines adäquaten Herzzeitvolumens abhängig ist. Für die Diagnostik der Narkosefähigkeit haben diese Tatsachen eine eminente Bedeutung, weil sie bei Patienten mit einer rekompensierten Herzinsuffizienz auf die Gefahr einer erneuten Verschlechterung der Kreislaufsituation hindeuten. Eine gute, ausreichende präoperative Digitalisierung ist in diesen Fällen ein unbedingtes Erfordernis. Diuretica und Ausgleich der Hypokaliämie, das Beheben des sekundären Hyperaldosteronismus und weitere kreislaufwirksame Maßnahmen verbessern die Hämodynamik weitgehend und ermöglichen die Durchführung einer Narkose.

Schock

Von **R. Klose** und **H. Lutz**

Der Schock – gleich welcher Ursache – muß trotz verbesserter Therapiemaßnahmen nach wie vor als schwerwiegender Risikofaktor betrachtet werden.

In der operativen Medizin und in der Anaesthesie besteht deshalb auch heute noch der Grundsatz, unter diesen Bedingungen jede zusätzliche Belastung, also auch Operationen, aufzuschieben. Diese Regel wird nur dann durchbrochen, wenn allein die sofortige operative Intervention in der Lage ist, das Leben des Patienten zu erhalten. Über die Rangfolge der therapeutischen Maßnahmen in diesen Notsituationen bedarf es keiner Diskussion: Schocktherapie und Operation werden stets simultan erfolgen.

Problematisch hingegen ist die Entscheidung zum operativen Vorgehen bei all jenen Fällen, bei denen chirurgischerseits zunächst noch eine abwartende Haltung eingenommen werden kann. Hierzu zählen nicht nur die mittelschweren Hämorrhagien, sondern auch Schockzustände im Rahmen abdomineller Erkrankungen, z. B. beim Ileus oder der Peritonitis. In diesen Fällen sollte unbedingt der Versuch einer präoperativen Korrektur der bestehenden Störungen angestrebt werden, auch wenn von vornherein sicher ist, daß ein definitiver Ausgleich der Wasser-, Elektrolyt- und Blutverluste nicht gelingen kann.

Die in diesem Zusammenhang häufig gestellte Forderung nach einem systolischen Mindestblutdruck von 80–100 mmHg – also die Beurteilung der Narkose- und Operationsfähigkeit nach dem Blutdruck – verrät jedoch, daß das Schockgeschehen in seinen komplexen Auswirkungen auf den Gesamtorganismus noch immer nicht verstanden wird. Es erscheint daher notwendig, einige Grundprinzipien der Pathophysiologie des Schocks kurz zu besprechen.

Unzählige Ursachen führen zu dem hämodynamischen Versagen, das im klinischen Sprachgebrauch als „Schock" bezeichnet wird. Vereinfacht lassen sich alle Schockformen in eine der drei auslösenden Hauptursachen – Volumenmangel, Gefäßinsuffizienz, Herzversagen – einordnen, teilweise jedoch mit Überschneidungen und fließenden Übergängen. Die gemeinsame Endstrecke ist immer die verminderte Kapillarperfusion mit konsekutiver Hypoxidose, die zunächst reversible, später irreversible Organschäden zur Folge hat [15]. Die terminale Strombahn muß somit die entscheidende Stelle unserer Betrachtungen sein, denn hier vollzieht sich die eigentliche Aufgabe des Kreislaufs. Der Schock läßt sich also unabhängig von seinen vielfältigen Ursachen als eine unzureichende Mikrozirkulation mit gestörter Austauschfunktion zwischen Blut und Zelle definieren.

Für die operative Medizin besitzt der hypovolämische Schock ein besonderes Interesse. Dies spiegelt sich auch darin wider, daß der hämorrhagische Schock sowohl klinisch als auch tierexperimentell bisher am sorgfältigsten untersucht wurde. Auf jede Hämorrhagie reagiert der Organismus in Abhängigkeit von Intensität und Geschwindigkeit des Blutverlustes mit gegenregulatorischen Maßnahmen. Einem Kompensationsstadium folgt bei anhaltendem Blutverlust oder ausbleibender Selbstheilung des Schocks die Dekompensation, die schließlich in die Irreversibilität einmündet. Der Terminus „Irreversibilität" sollte jedoch in der Klinik nicht benutzt werden, weil er ausschließlich für experimentelle Fragestellungen Verwendung findet. In der Klinik sprechen wir besser von einem „refraktären Schock".

Im Stadium der Kompensation vermag der Organismus durch Regulationsmechanismen die Durchblutung und Sauerstoffversorgung lebenswichtiger Organe zu sichern. Die Kompensationsleistung erfolgt über eine erhebliche Aktivierung des sympatho-adrenergen Systems [19]. Die Vasoconstriction im venösen Kreislaufschenkel wirkt durch Entspeicherung der Kapazitätsgefäße einem Abfall des venösen Rückflusses entgegen, weil 80% des zirkulierenden Blutvolumens hier deponiert sind [20]. Die Vasoconstriction im arteriellen Gefäßabschnitt ist selektiv und betrifft vornehmlich Haut-, Splanchnicus- und Nierengefäße. Dabei werden relativ große Gefäßbereiche von der Zirkulation ausgeschlossen und die verbleibende Restblutmenge reicht dann zunächst noch aus, das reduzierte Gefäßbett zu füllen und die Durchblutung von Herz und Gehirn zu gewährleisten. Das hämodynamische Problem der Makrozirkulation wird somit durch die Vasoconstriction zwar gelöst, gleichzeitig wird jedoch die Situation im Bereich der Mikrozirkulation verschlechtert.

In letzter Konsequenz handelt es sich um eine Selbststrangulation des Organismus.

Eine spontane Selbstheilung des Schocks kann erfolgen – vorausgesetzt es handelt sich um einen kräftigen, sonst gesunden Menschen –, wenn der Blutverlust nicht mehr als 30% des Gesamtblutvolumens beträgt. Dies geschieht auf folgendem Wege:

Infolge der Contraction von prä- und postkapillären Sphinkteren bleibt der hydrostatische Druck im Kapillarbereich so niedrig, daß der onkotische Sog der Plasmaproteine voll zur Wirkung kommen kann [16]. Bei ausreichendem Hydrationszustand kann durch Einstrom von Gewebsflüssigkeit (Abb. 1) eine spontane Auffüllung des Blutvolumens und eine Wiederherstellung der normalen Hämodynamik innerhalb weniger Stunden möglich sein.

Persistiert die Vasoconstriction infolge anhaltender Hämorrhagie, fehlender Spontanheilung oder unzureichender Therapie, so geht der

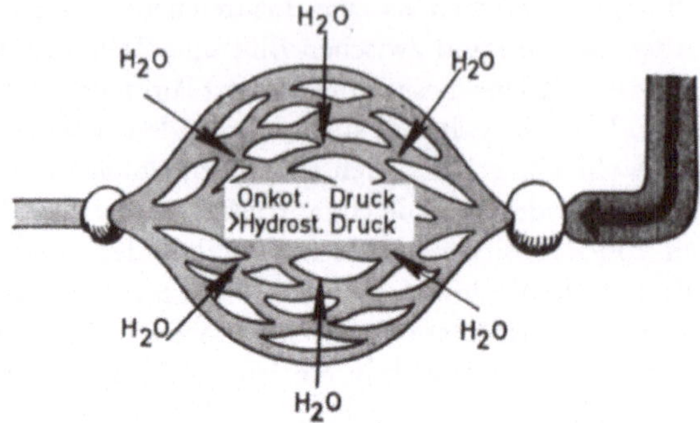

Abb. 1. Die Kontraktion von prä- und postcapillären Sphinkteren vermindert den hydrostatischen Druck, so daß durch den onkotischen Sog der Plasmaproteine ein Gewebswassereinstrom resultiert

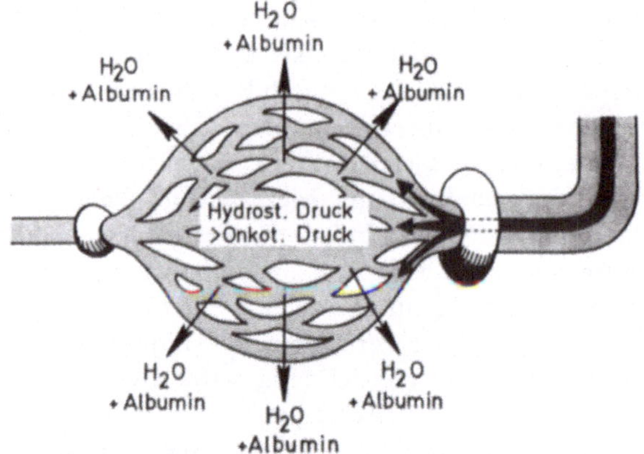

Abb. 2. Blutaufstau und Filtration von Wasser und kleinmolekularen Blutbestandteilen im Capillarbereich infolge Tonusverlust der präcapillaren Sphinkteren bei weiter bestehender Kontraktion der postcapillären Sphinkteren

Schock schließlich in das Stadium der Dekompensation über. Die bereits noch während des kompensierten Schocks anlaufenden metabolischen Störungen werden nun im Sinne eines positiven Rückkopplungsmechanismus zu den beherrschenden Faktoren.

Die anhaltende Minderperfusion führt zur zunehmenden Gewebshypoxie, die ihrerseits Ursache einer zunächst lokalen, später globalen metabolischen Acidose wird. Damit sind endgültig die Weichen von der hämodynamischen Störung zur umfassenden metabolischen Dysregulation gestellt. Mit fortschreitender Acidose vermindert sich die Ansprechbarkeit des Gefäßsystems auf die Katecholamine, woraus eine Abnahme der Gefäßreaktivität folgt. Da zunächst die Vasoconstriction der Arteriolen nachläßt [18], ergießt sich eine große Blutmenge in die erweiterten Kapillaren, staut sich auf und wird vom zirkulierenden Blutvolumen sequestriert [7, 11, 12]. Es entsteht das sog. Blutpooling. Zur ischämischen Anoxie tritt nun eine Stagnationsanoxie [12]. Darüber hinaus kommt es durch den Aufstau druckpassiv zu einem transkapillären Plasmaverlust vor allem kleinmolekularer Blutbestandteile (Abb. 2). Neben dem gesteigerten Volumenverlust resultiert zusätzlich ein erheblicher Viskositätsanstieg, der die Fließeigenschaften des Restblutes weiter herabsetzt.

Parallel mit den hämodynamischen und metabolischen Störungen lassen sich tiefgreifende Veränderungen innerhalb des Blutes selbst beobachten [3, 21]. Bereits in der Frühphase des Schocks kommt es infolge verminderter Strömungsgeschwindigkeit des Blutes zur Verklebung von Thrombocyten und Erythrocyten, dem sog. *sludge* [8]. Im späteren Stadium, wenn durch transkapillären Plasmaverlust eine weitere Bluteindickung und ein weitgehender Strömungstillstand erfolgt, ist mit einer disseminierten intravasalen Gerinnung zu rechnen [5]. Durch Erschöpfung des Gerinnungspotentials entsteht das klinische Bild der „Verbrauchskoagulopathie“ [10].

Elektrolyt- und Wasserverschiebungen zwischen Zelle und Interstitium einerseits sowie Intravasal- und Extravasalraum andererseits verschärfen die Situation.

Aus dem Gesagten lassen sich nun – gerade im Hinblick auf die Diagnostik – mehrere wesentliche Punkte ableiten:

Schock ist keineswegs ein stationärer Zustand, sondern vielmehr ein überaus dynamisches Geschehen, das schließlich alle vitalen Organfunktionen beeinträchtigt. Die Beurteilung der Schocksituation und des Schockverlaufes – davon hängt schließlich die Narkose- und Operationsfähigkeit ab – kann nicht aufgrund einer einzelnen Messung bestimmter Kreislauf- oder Stoffwechselparameter erfolgen. Die Momentaufnahme eines im Fluß befindlichen Geschehens kann deshalb leicht zur Fehlinterpretation führen. Verlaufsbeobachtungen und Erfassung möglichst vieler klinischer Symptome in möglichst kurzen Abständen sind für eine ausreichende Analyse des Gesamtgeschehens zu fordern [1].

Weiterhin muß nachdrücklich betont werden: Schock ist – entgegen früheren Ansichten – kein Blutdruckproblem.

Entscheidend für die Zell- und Organfunktion ist die Wirksamkeit der Mikrozirkulation. Der anscheinend normale Blutdruck in der Zentralisationsphase wird durch die falsche Einleitung einer Narkose augenblicklich auf nicht meßbare Werte zusammenbrechen und so dem Therapeuten unmittelbar verständlich machen, wie fehlerhaft sein Handeln war. Andererseits stellt eine Hypotension bei normalem Blutvolumen und adäquater

Perfusion keineswegs in allen Fällen eine Contraindication für Anaesthesie und Operation dar. Die ausreichende Organperfusion kann auch unter diesen Bedingungen garantiert sein.

Bei allen unseren Entscheidungen besitzen daher die diagnostischen Kriterien über den Zustand der Mikrozirkulation eine besondere Bedeutung.

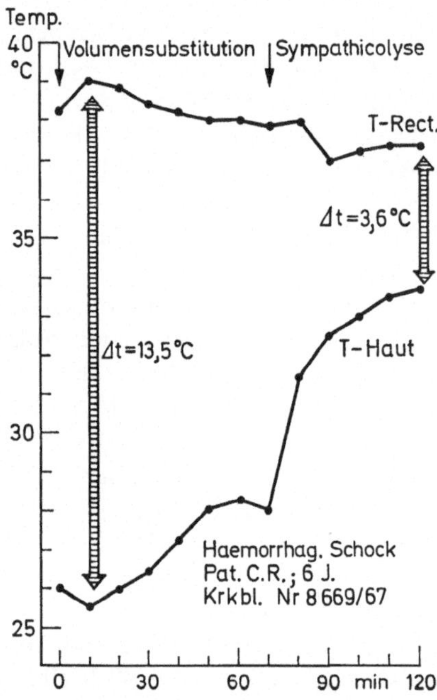

Abb. 3. Temperaturdifferenz Δt zwischen Körperkern (T. Rekt.) und Körperschale (T. Haut) im ausgeprägten haemorrhagischen Schock. Therapeutische Maßnahmen (Volumensubstitution, Sympatholyse) lassen Δt wieder in den Normbereich zurückkehren

Zeichen einer mangelhaften peripheren Zirkulation als Ausdruck einer Zentralisation ist die blasse, gelegentlich cyanotische, kalte und schweißbedeckte Haut. Die Kapillarfüllungszeit ist deutlich verlängert. Die Nagelbettprobe hat sich zu ihrer Prüfung bewährt. Während sich das normal durchblutete Nagelbett nach Aufheben einer Kompression innerhalb einer Sekunde wieder füllt, ist diese Reaktion im ausgeprägten Schock auf mehrere Sekunden verzögert.

Die Bestimmung des erhöhten peripheren Widerstandes ist an Messungen des Herzzeitvolumens oder andere Flußmessungen gebunden, was unter klinischen Notsituationen kaum möglich ist.

Eine relativ gute Aussage über die periphere Vasoconstriction läßt sich aber nach unseren Erfahrungen durch die Ermittlung der Temperaturdifferenz zwischen Körperkern und -schale machen [13]. Das Temperaturgefälle beträgt normalerweise 3–5° C und kann infolge verminderter Wärmeabgabe bis auf 10–15° C steigen (Abb. 3).

Als ein weiterer leicht zu erfassender Parameter der Zentralisation darf – zumindest anfangs – die verminderte Diurese gewertet werden. Schon frühzeitig wird die Niere im Schock mangelhaft durchblutet. Hier kann sogar organspezifisch die Vasoconstriction anhalten, während sich in den übrigen Kreislaufabschnitten die Hämodynamik bereits normalisiert hat. Man spricht deshalb auch von der Niere im Schock. Die exakte stündliche Messung der Urinausscheidung ist daher beim schwerschockierten Patienten unerläßlich. Die Mindestausscheidung sollte beim Erwachsenen 30 ml/Std betragen.

Tabelle 1. „Schockindex" nach ALLGÖWER und BURRI und seine Beziehung zum Volumenverlust

$$\frac{\text{Herzfrequenz}}{\text{syst. Blutdruck}} = \begin{cases} 0{,}5 \text{ normal} \\ 1{,}0 \text{ drohend. Schock} \\ 1{,}5 \text{ manif. Schock} \end{cases}$$

Volumenverlust	Schockindex
10–20 %	0,78 ± 0,046
20–30 %	0,99 ± 0,17
30–40 %	1,11 ± 0,12
40–50 %	1,38 ± 0,16

Selbstverständlich gehört zur Beurteilung der Kreislaufsituation nach wie vor die Messung des arteriellen Blutdruckes. Sie darf nur nicht isoliert betrachtet werden, weil dann Fehlinterpretationen die unausbleibliche Folge sein müssen. Zur Verlaufsbeobachtung erscheint sie aber vor allem dann geeignet, wenn die Blutdruckwerte in Verbindung mit der Pulsfrequenz beurteilt werden. Aus diesen beiden Parametern wurde von ALLGÖWER und BURRI [2] der Begriff des „Schockindex" geprägt, der das Verhältnis von Pulsfrequenz zu Blutdruck widerspiegelt (Tab. 1). Im Schock resultiert nahezu regelmäßig als Folge der Sympathotonie ein starker Anstieg der Pulsfrequenz, so daß der „Schockindex" schon bald gegen 1 und darüber ansteigt.

Zur Routinediagnostik und noch mehr zur Verlaufskontrolle gehört obligatorisch auch die Messung des zentralen Venendruckes. Das Niederdrucksystem vermag infolge seines anatomischen Aufbaus einen Blutverlust weitaus geringer gut zu kompensieren als die arterielle Strombahn. Bei einer Hypovolämie mit vermindertem venösen Rückfluß fällt deshalb der

Venendruck schon ab, bevor eine Reaktion des arteriellen Blutdruckes nachweisbar wird. Da die Volumendehnbarkeit des Niederdrucksystems im Vergleich zum arteriellen System 200mal größer ist, bewirken große Volumenveränderungen jedoch nur relativ geringe Druckschwankungen [9]. Eine exakte Meßtechnik, wie sie von Burri [4] angegeben wurde, ist daher unbedingte Voraussetzung. Der Normbereich liegt zwischen +3 und +8cm Wassersäule. Während der erniedrigte Venendruck ohne Zweifel eine Hypovolämie anzeigt, ist der erhöhte Druck nur mit Vorbehalt zu beurteilen, zumal die unterschiedlichsten Faktoren (Abb. 4) den Druck beeinflus-

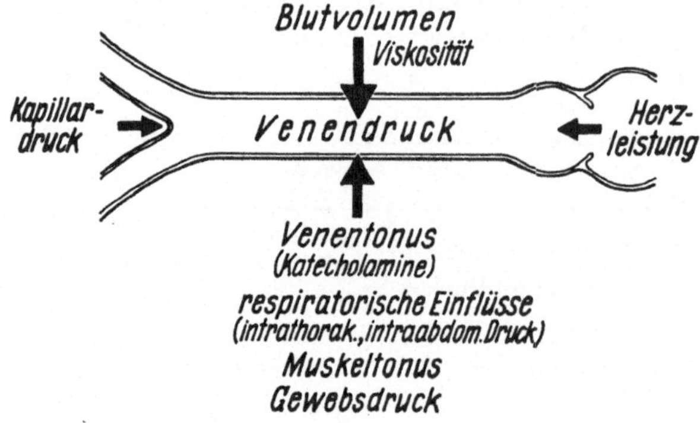

Abb. 4. Den Venendruck beeinflussende Faktoren

sen können [14]. Auch eine Korrelation zwischen Druck und zirkulierendem Blutvolumen läßt sich somit nicht aufstellen. Dennoch trägt das fortlaufend oder intermittierend aufgezeichnete Druckprofil mit seinen Änderungstendenzen wesentlich zu der Schockdiagnostik bei.

Aufwendige Methoden, wie die Bestimmung des Blutvolumens mit Isotopen (131-Jod-Albumin, 51-chromierte Erythrocyten) sind zumindest für die primäre Schockdiagnostik ungeeignet. Unabhängig von den methodischen Problemen beim Schockpatienten [17] ist ihr Aussagewert gering, da das Bedarfsvolumen in Abhängigkeit von der Schockdauer bis zu 30% über dem Sollvolumen liegen kann [6]. Die Sollvolumina können nach folgender Formel annähernd bestimmt werden:

Sollblutvolumen (ml) = KG (kg) · KF

KF = Konstitutionsfaktor

Adipöse	65	Astheniker	70
Mitteltypus	75	Athleten	80

Auch die leicht zu gewinnenden Hämoglobin-, Erythrocyten- und Hämatokritwerte haben für die Diagnostik in der akuten Schockphase nur eine geringe Aussagekraft. Bei Hypovolämien infolge Plasma- und Wasserverlust vermögen sie hingegen gute Hinweise auf die Bluteindickung geben. Erfolgt die Bestimmung des Hämatokrits sowohl im zentral- als auch peripherentnommenen Blut und liegt der periphere Hämatokritwert um 4% und mehr höher als der zentrale, so kann nach AHNEFELD [1] eine Mikrozirkulationsstörung angenommen werden.

Aufgrund der unaufhaltsam zunehmenden metabolischen Störungen sind bei fortgeschrittenen Schockstadien weitere gezielte diagnostische Maßnahmen erforderlich. Eine besondere Bedeutung kommt dabei dem Säure-Basen-Status zu. Die metabolische Acidose ist jedoch häufig in ihrem ganzen Ausmaß zunächst nicht nachweisbar, da das saure Blut in den Capillaren stagniert und von der Zirkulation abgeschlossen ist. Erst mit Einsetzen der Therapie kommt es dann zu einem „Wash-Out-Effect“ und damit zur meßbaren ausgeprägten Acidose [18].

Elektrolytbestimmungen im Serum und Urin sowie Untersuchungen des noch vorhandenen Gerinnungspotentials sollten die Diagnostik beim schweren Schock stets ergänzen.

Zusammenfassend läßt sich also sagen, daß mit zunehmender Schockdauer die diagnostischen Maßnahmen eine erhebliche Ausweitung erfahren sollten, weil neben der hämodynamischen Seite auch die metabolischen Veränderungen berücksichtigt werden müssen.

Die Narkosefähigkeit bedeutet nicht immer gleichzeitig auch Operationsfähigkeit und umgekehrt. Wir kennen Schockverläufe – und sie sind gar nicht so selten –, die trotz Einsatz aller herkömmlichen Mittel im Stadium der Zentralisation verharren. In diesen Fällen von protrahiertem Schock wird geradezu verzweifelt versucht, diese Zentralisation unter gleichzeitiger adäquater Volumensubstitution pharmakologisch zu durchbrechen. Manche für die Narkose verwendeten Pharmaka, z. B. Dehydrobenzperidol, Fluothan, bieten sich dafür in besonderer Weise an. So kann beim Schockpatienten die Narkose geradezu ein therapeutisches Konzept darstellen. Die Narkose wird dann nicht mehr zum „notwendigen Übel“, sondern vielmehr zu einer wirksamen Waffe im Kampf gegen die lebensbedrohlichen Auswirkungen des Schocks.

Zusammenfassung

Narkose- und Operationsfähigkeit werden durch einen bestehenden Schock eingeschränkt. Gelegentlich muß zur Lebenserhaltung trotz dieses Risikos sofort operativ interveniert werden. Meistens bietet sich aber präoperativ Zeit zur hinreichenden Beurteilung der hämodynamischen Situation und zur Einleitung korrigierender therapeutischer Maßnahmen.

Im Mittelpunkt des Schockgeschehens steht unabhängig von der auslösenden Ursache die gestörte Mikrozirkulation. Für die Zell- und Organfunktion ist die Perfusion der Endstrombahn entscheidend. Durch sympathico-adrenerge Kompensationsmechanismen ist der Organismus in der Lage, u. U. über lange Zeit die Makrozirkulation sicherzustellen, auch bei schon erheblich gestörter Mikrozirkulation (Zentralisation). Die Fehleinschätzung dieses pseudonormalen Zustandes, insbesondere wenn als einziges Kriterium der Blutdruck herangezogen wird, kann bei der Narkoseeinleitung zur Katastrophe führen. Die Diagnostik wird sich folglich auch an der Mikrozirkulation orientieren müssen. Die Beurteilung der Hautbeschaffenheit, der Kapillarfüllungszeit, der Temperaturdifferenz zwischen Körperkern und Körperschale und der Harnausscheidung geben als einfache Parameter hinreichend Auskunft über die Perfusion in der Peripherie. Puls und Blutdruck, im Schockindex zusammengefaßt, sowie der ZVD geben trotz mancher Einschränkungen einen Einblick in die ablaufenden Kompensationsmechanismen. Bei jedem schweren und anhaltenden Schockzustand ist die Bestimmung des Säure-Basen- und Elektrolythaushaltes sowie des Gerinnungsstatus zur exakten Diagnose nicht zu umgehen. Da der Schock ein überaus dynamisches Geschehen ist, kann die Beurteilung sich nur schwer auf eine einzelne Messung bestimmter Kreislauf- oder Stoffwechselparameter stützen. Verlaufsbeobachtungen möglichst vieler Kriterien sind zur richtigen Einschätzung der Situation und zur Kontrolle der eingeschlagenen Therapie unerläßlich.

Literatur

1. Ahnefeld, F. W.: Der Schock. In: Frey, R., Hügin, W., Mayrhofer, O. (Hrsg.): Lehrbuch der Anaesthesiologie und Wiederbelebung. Berlin-Heidelberg-New York: Springer 1971.
2. Allgöwer, M., Burri, C.: Schockindex. Dtsch. med. Wschr. **92**, 1947 (1967).
3. Bergentz, S. E.: Pathophysiologie der Mikrozirkulation. In: Just, O. H., Lutz, H.: Genese und Therapie des hämorrhagischen Schocks. Stuttgart: G. Thieme 1966.
4. Burri, C., Kuner, E., Allgöwer, M.: Methodik der Venendruckmessung. Schweiz. med. Wschr. **96**, 624 (1966).
5. Hardaway, R. M.: Syndromes of Disseminated Intravascular Coagulation with Special Reference to Shock and Hemorrhage. Springfield, Ill.: Ch. C. Thomas, 1966.
6. — Clinical Management of Shock. Springfield, Ill.: Ch. C. Thomas, 1968.
7. Hershey, S. G.: Shock. Boston: Little a. Brown Comp. 1964.
8. Just, O. H., Lutz, H.: Genese und Therapie des hämorrhagischen Schocks. Stuttgart: G. Thieme 1966.
9. — Stoeckel, H.: Ursachen und Klinik des Schocks. In: Lindenschmidt, Th., Rügheimer, E., Willenegger, H.: (Hrsg.) Praxis der Schockbehandlung. Stuttgart: G. Thieme 1971.

10. Lasch, H. G., Krecke, H.-J., Rodriguez-Erdmann, F., Sessner, H. H., Schütterle, G.: Verbrauchskoagulopathien (Pathogenese und Therapie). Folia haemat. (Frankfurt) N.F. **6**, 1 (1961).
11. Lewis, D. H., Mellander, S.: Competitive effects of sympathetic control and tissue metabolites on resistance and capacitance vessels and capillary filtration in skeletal muscle. Acta physiol. scand. **57**, 162 (1962).
12. Lillehei, R. C., Longerbeam, J. K., Bloch, J. H., Manax, W. G.: The modern treatment of shock based on physiologic principles. Clin. Pharmacol. Ther. **5**, 63 (1964).
13. Lutz, H., Müller, C.: Die Temperaturdifferenz (*Δt*), ein diagnostisches und therapeutisches Kriterium im Schock. Langenbecks Arch. klin. Chir. **319**, 1204 (1967).
14. — Stoeckel, H.: Physiologie und Pathophysiologie des zentralen Venendruckes. In: Allgöwer, H., Frey, R., Halmagyi, M.: (Hrsg.) Anaesthesiologie und Wiederbelebung 34. Berlin-Heidelberg-New York: Springer 1969.
15. — Formen des Schocks. Dtsch. med. Wschr. **97**, 287 (1972).
16. Mellander, S., Lewis, H. H.: Effect of hemorrhagic shock on the reactivity resistance and capacitance of vessels and on capillary filtration transfer in cat sceletal muscle. Circulat. Res. **13**, 105 (1963).
17. Messmer, K., Seiffert, J.: Fehlerquellen bei der Blutvolumenbestimmung im Schock. In: Zimmermann, W. E., Staib, J. (Hrsg.): Schock. Stuttgart: Schattauer 1970.
18. — Brendel, W.: Pathophysiologische Aspekte des hypovolämischen, kardiogenen und bakteriotoxischen Schocks. Med. Welt **1971**, 1159.
19. Rosenberg, J. C., Lillehel, R. C., Longerbeam, J. K., Zimmermann, B.: Endogenous circulating epinephrine, norepinephrine and serotonin in hemorrhagic and endotoxin shock. Amer. Surg. **154**, 611 (1961).
20. Sjöstrand, T.: Die Blutverteilung und Regulation des Blutvolumens. Klin. Wschr. **34**, 561 (1956).
21. Wells, R. E.: Rheology of blood in low flow states .In: Mills, L. C., Moyer, J. H.: Shock and hypotension. New York: Gruner u. Stratton 1965.

Endokrine Organe

Von **H. Stoeckel**

Erkrankungen des endokrinen Systems kommen, gemessen an der Gesamtzahl eines operativen Krankengutes, auch an großen Kliniken relativ selten vor. Jeder Anaesthesist wird jedoch regelmäßig mit hormonalen Störungen konfrontiert.

So sind es einmal die operativen Interventionen an den hormonproduzierenden Organen selbst, die, da es sich ausschließlich um hyperplasie- oder tumorbedingte Überfunktionen handelt, eine Resektion oder Exstirpation des Organs erfordern [23].

Übersicht hormonbildender Tumoren oder Hyperplasien mit den zugehörigen klinischen Syndromen.

Adenohypophyse:

I. Eosinophiles (bzw. gemischtzelliges) Adenom: Akromegalie (STH-Überproduktion)

II. Basophiles Adenom: Morbus Cushing (ACTH-Überproduktion)

Schilddrüse:

Autonomes Adenom, Hyperthyreose: Struma Basedow, Struma basedowificata oder nodös-toxische Struma

Epithelkörperchen:

Adenom, Hyperplasie, Adenocarcinom: Hyperparathyreoidismus

Nebenniere:

I. Rinde: Hyperplasie, Adenom, Adenocarcinom der:
   a) Zona glomerulosa – Primärer Aldosteronismus (Conn-Syndrom)
   b) Zona fasciculata – Cushing-Syndrom
   c) Zona reticularis – Adrenogenitales Syndrom (AGS)

II. Mark: Phäochromocytom, Phäochromoblastom (auch extraadrenal als Paragangliome)

Pankreas:

Inselzelladenom, -adenocarcinom: Hyperinsulinismus

Keimdrüsen:
Feminisierende und maskulinisierende Tumoren mit dem jeweils überschüssig gebildeten Hormon.

I. Ovarialtumoren:
Granulosazelltumoren und Thekome (Follikelhormon)
Luteome (Progesteron)
Chorionepitheliome (gonadotropes Chorionhormon)
Arrhenoblastome (Androgene)

II. Hodentumoren:
Chorionepitheliome (gonadotropes Chorionhormon)
Seminome (gonadotropes HVL-Hormon, Östrogene)
Zwischenzelltumoren (Androgene, Östrogene)

Mit Ausnahme der Keimdrüsen können alle anderen endokrinen Drüsen infolge Über- oder Unterfunktion Vitalgefährdungen hervorrufen. Von besonderer Bedeutung sind die sog. endokrinen Krisen, die auch heute noch eine hohe Letalität haben und einer spezifischen Intensivbehandlung bedürfen (hypophysäres Coma, thyreotoxische Krise („thyroid storm"), Myxödem-Coma, parahyperthyreote Krise, Addison-Krise, adrenerge Krise, hypoglykämisches Coma, diabetisches Coma).

In einer zweiten Gruppe von Patienten handelt es sich um Dringlichkeitsoperationen, bei denen eine endokrine Begleiterkrankung, häufig eine Unterfunktion (Diabetes mellitus, Morbus Addison, Diabetes insipidus, Panhypopituitarismus) oder eine therapeutisch induzierte Überfunktion – z. B. ein Hypercorticismus – vorhanden ist.

Schließlich sei noch die Möglichkeit erwähnt, daß präoperativ nicht erkannte oder klinisch latent verlaufende endokrine Störungen vorliegen können, die im intra- oder postoperativen Verlauf gravierende Komplikationen – wie z. B. beim unerkannt gebliebenen Phäochromocytom – hervorrufen können.

Demzufolge muß der Anaesthesist ebenso mit der Pathophysiologie der Störungen des endokrinen Systems, wie mit den komplizierenden Faktoren einer Therapie mit Hormonpräparaten und den Wechselbeziehungen zwischen Anaesthesie und innersekretorischen Funktionen vertraut sein.

Hypophyse

Eingriffe an der Hypophyse werden durchgeführt:

1. bei Tumoren zur Einschränkung der Hormontätigkeit (STH), z. B. bei Akromegalie wegen exzessiven Akrenwachstums und visceraler Beteiligung (Akromegalie-Herz mit Insuffizienz, Nierenhyperplasie)

2. Entlastungsoperationen bei Erblindungsgefahr (Chiasma-Syndrom) und evtl.

3. als palliativer Eingriff bei inkurablem Mamma-Carcinom

4. hypophysärer Cushing.

In diesen Fällen liegt meist hinsichtlich vitaler Funktionen eine weitgehend normale Hormonfunktion vor. Allerdings zeigen ca. 20% der Patienten mit Hyperpituitarismus einen insulinresistenten Diabetes mellitus, der das Risiko kardio-vasculärer Komplikationen erhöht. Hingegen begegnen dem Anaesthesisten – auch im kleineren Krankenhaus – hypophysär-endokrin gestörte Patienten mit einer Unterfunktion (Hypopituitarismus), dessen häufigste Ursachen sind:

1. Invasion der Hypophyse durch raumfordernden Prozeß (z. B. Kraniopharyngeom)

2. Kompression von normalem Gewebe bei hormonal inaktivem Adenom

3. Postpartale Haemorrhagie (Sheehan-Syndrom)

4. Posttraumatisch

5. Postoperativ (Hypophysektomie)

Diese Patienten stehen unter einer Substitutionstherapie mit Corticoiden – und insofern ein Mangel an thyreotropem Hormon besteht – auch unter Schilddrüsenhormonbehandlung.

Der Ausfall troper Hypophysenfunktionen kann außerdem zur Verminderung des Blutvolumens, Störungen des Zuckerstoffwechsels und Elektrolytentgleisungen führen.

Für die Operations- und Narkosefähigkeit sind deshalb folgende Fragestellungen zu beachten:

1. Ursache der Unterfunktion?

2. Wird eine Substitution ausgefallener troper Funktionen vorgenommen? (Corticoide und Schilddrüsenhormon)

3. Bestehen klinische Ausfalls- oder Überfunktionssymptome?

4. Sind Hypovolämie oder Elektrolytstörungen vorhanden?

5. Wie ist das Ausmaß des reduzierenden Allgemeinzustandes? (Anämie, Kachexie, Lungenfunktion)

Es muß mit Nachdruck darauf hingewiesen werden, daß bei diesen Patienten die Substitutionstherapie mit Corticoiden zu einer partiellen oder kompletten Nebennierenrindeninsuffizienz führen kann [8, 15, 16]. Die wichtigste Maßnahme in der Operations-Vorbereitung ist – zur Vermeidung eines hypophysären Comas – die Bereitstellung von Hydrocortison, das in Form des folgenden Schemas verabreicht wird:

Operationstag:

1 Std präoperativ	Hydrocortison 100 mg i.m.
intraoperativ	Hydrocortison 100 mg i.v.

6 Std postoperativ	Hydrocortison 100 mg i.m.
1.–3. postop. Tag	Hydrocortison bis zu 4 × 100 mg i.m.
ab 4. postop. Tag	Übergang auf Erhaltungsdosis eines Glucocorticoids.

Zusätzlich kann L-Trijodthyronin (2,5–50 μg/24 Std) intravenös gegeben werden. Eine Dosierung von 50 μg/24 Std kann bei Coronarsklerose gefährlich sein.

Schilddrüse

Die ausgeprägte Hyperthyreose in der chirurgischen Klinik ist heute eine Seltenheit geworden. Es ist eine unumstößliche Grundforderung bei Hyperthyreose, die Schilddrüsen-Resektion erst nach Herbeiführen einer euthyreoten Stoffwechsellage durchzuführen. Vor allem die Gefahr der gefürchteten postoperativen thyreotoxischen Krise wurde durch dieses Vorgehen nahezu vollständig gebannt [2, 3, 15, 20, 24]. Die präoperative Vorbereitung in der Hand des Internisten ist somit die wesentliche Voraussetzung für komplikationslose Anaesthesie und operativen Erfolg.

Die Beurteilung der präoperativen Schilddrüsenfunktion umfaßt im wesentlichen:

1. das proteingebundene Jod und den
2. T_3- und T_4-Test
3. den Radiojod-2-Phasen-Test

Bestehen klinisch noch deutliche hyperthyreote Symptome (Übererregbarkeit, Tachykardie, Exophthalmus, Transpiration, Hypercalcämie), so liegt noch keine Operationsfähigkeit vor.

Die übliche Behandlung mit antithyreoidalen Substanzen bzw. Lugol'scher Lösung ist fortzusetzen, bei kardialer Insuffizienz ist eine Digitalisierung einzuleiten.

Ist wegen einer chirurgischen Notfallsituation irgend eine Operation indiziert, so sind die Medikamente zur Behandlung einer thyreotoxischen Krise bereitzustellen [13, 23].

Behandlung der thyreotoxischen Krise:

1. Jod intravenös (Endojodin) 4–8 Amp./24 Std
2. Hydrocortison 100–300 mg/24 Std als Infusion
3. Favistan i.v. 120–300 mg/24 Std
4. Flüssigkeitszufuhr
5. Hyperthermiebehandlung
6. Digitalisierung
7. β-Receptorenblockade, Reserpin
8. Sedierung
9. Peritonealdialyse (T_3- und T_4-Test)

Den Anfang der Therapie bildet wegen des schnell zu erwartenden Wirkungseintritts die hochdosierte intravenöse Jodapplikation zur Kontrolle der Thyroxinausschüttung. Sie wird 2–3 Tage fortgesetzt und in Abhängigkeit vom Behandlungserfolg danach schrittweise reduziert.

Die zweite Maßnahme bildet die Cortisolgabe – am besten als Dauertropfinfusion, die entscheidend zur Verbesserung der Prognose beigetragen hat. (Die Letalität ist auch heute noch mit mindestens 25% anzusetzen.) Schließlich folgt die Verordnung von Favistan i.v., durch die jedoch eine intrathyreoidale Enzymblockade erst nach 4–6 Tagen zu erwarten ist, und eine reichlich bemessene Flüssigkeits- und Kalorienzufuhr in Anbetracht der häufig extremen Temperaturerhöhung. In verzweifelten Grenzsituationen kann auch eine therapeutische Hypothermie mit Senkung der Körpertemperatur auf 30–32 °C mit Curarisierung und künstlicher Beatmung erforderlich sein.

Als neues, erfolgversprechendes Behandlungsverfahren wird die Peritoneal-Dialyse empfohlen, die durch den Auswasch-Effekt die direkte Senkung der zirkulierenden Hormonmenge bewirkt. Die häufigen Rhythmusstörungen und Übererregungszustände sind durch Digitalisierung, β-Receptorenblockade, Reserpin und starke Sedierung zu bekämpfen.

Die Schilddrüsenunterfunktion, die bis zum Myxödem-Coma fortschreiten kann, ist durch folgende Hypometabolismus-Zeichen gekennzeichnet [1, 8, 15]:

1. Tendenz zur Hypothermie (erniedrigter Grundumsatz)
2. Bradykardie und HZV-Abfall
3. Depression des Atemzentrums
4. Flüssigkeitsretention mit Hypernatriämie, Hypochlorämie
5. Tendenz zur Hypoglykämie (niedriger Schilddrüsen- und NN-Hormonspiegel)
6. erhöhte Infektionsgefahr
7. Gerinnungsstörungen } (erniedrigte Proteinsynthese)
8. Anämie }

Der unbehandelte myxödematöse Patient, der sich einer Notfall-Operation unterziehen muß, ist erheblich gefährdet und der Comatöse stellt ein noch größeres Risiko dar (Letalität 80%). Andererseits kann eine Schilddrüsenunterfunktion nicht so rasch, wie eine NN-Unterfunktion unter Kontrolle gebracht werden. Eine Operation sollte deshalb so lange herausgezögert werden, bis eine annähernd adäquate Situation durch Verabreichung von Schilddrüsenhormonen erreicht worden ist.

Behandlung des Myxödem-Comas:

1. Trijod-Thyronin i.v.

Sehr vorsichtige Anfangs-Dosierung: 5 μg/24 Std

2. IPPB (Normoventilation durch erniedrigtes AMV)
3. Hydrocortison 300–400 mg/24 Std; evtl. DOCA oder Aldosteron
4. Antibiotica
5. Gamma-Globulin i.v.
6. Gezielte Behandlung einer evtl. Gerinnungsstörung.

Nebenschilddrüse

Die Überfunktion der Nebenschilddrüse stellt normalerweise selten präoperative Probleme, es sei denn, es handelt sich um Patienten mit exzessiver Hypercalcämie – es sind Fälle mit Serum-Calciumwerten um 10 mval/l und mehr bekannt –, die dicht an der Grenze zur hyperparathyreoten Krise stehen. In dieser Situation stehen so gravierende Symptome wie Adynamie, Arrhythmien, Herz- und Niereninsuffizienz, metabolische Acidose, Kalium-, Natrium- und Wasserverlust sowie cerebrale Störungen bis zum Coma im Vordergrund. Die therapeutischen Maßnahmen beinhalten Dauertropfinfusionen mit physiologischer NaCl-Lösung (angestrebte Urinmenge $\geqslant$ 30 ml/Std – und EDTA oder Natriumcitrat, Phosphat- und Glucocorticoidbehandlung, Calcitonin und als letzte Maßnahme die Peritonealdialyse [4, 20, 23].

Die hyperparathyreote Krise, die eine Letalität von 50–60% aufweist, gehört somit in die Reihe der lebensbedrohlichen chirurgischen Notfallsituationen. Die umgehende, elektive Exstirpation der Nebenschilddrüsenadenome oder die $^2/_3$-Resektion bei Hyperplasien stellt somit das Mittel der Wahl dar.

Nebenniere

Bei den Überfunktionszuständen der *Nebennierenrinde* (NNR) unterscheiden wir je nach der im Überschuß produzierten Hormonart zwischen Cushing-, Conn- und adrenogenitalem Syndrom. Obwohl Überschneidungen besonders bei Cushing- und adrenogenitalem Syndrom durch gleichzeitige Überproduktion zweier oder mehrerer NNR-Hormone, die sich auch im klinischen Erscheinungsbild als Mischformen ausdrücken, vorkommen, stellt jedes dieser Syndrome ein wohldefiniertes Krankheitsbild dar. Die Cortisol-Hypersekretion beim Cushing-Syndrom kann durch eine Hyperplasie der NNR, ein Adenom oder Carcinom bedingt sein (Abb. 1). Außerdem können bei Tumoren Mineralocorticoid- und Androgenwirkungen vorhanden sein.

Für die Beurteilung der Operationsfähigkeit einschließlich einer evtl. notwendigen Vorbehandlung müssen folgende Befunde berücksichtigt werden:

1. Hypertonie (Herzinsuffizienz?)
2. Diabetische Stoffwechsellage

3. Elektrolytstörungen im Sinne eines Hypermineralocorticismus (Hypokaliämie, Hypernatriämie, metabolische Alkalose?)

4. Hypoproteinämie infolge Antianabolie bzw. Hyperkatabolie

5. Osteoporose, brüchige Venen (vergl. Punkt 4).

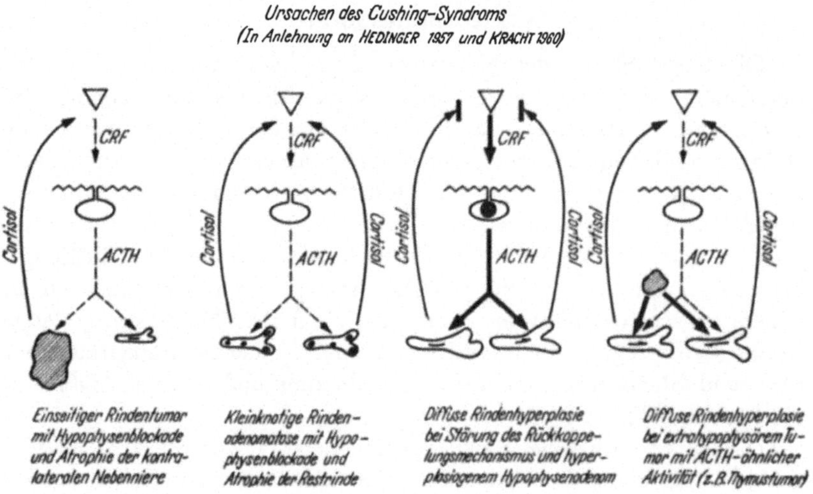

Abb. 1. Ursachen des Cushing-Syndroms

Zur Differentialdiagnostik und Lokalisation eines eventuellen Tumors stehen zur Verfügung:

1. Hormonuntersuchungen: Cortisol und Metabolite

2. Funktionstests: Dexamethason-Suppressionstest, ACTH-Stimulationstest, Metopiron-Test

3. Röntgen-Diagnostik: Übersichts-Aortographie und besonders Phlebographie (Retroperitoneum und Tomographie).

Als besonders gefährdet – vor allem hinsichtlich des postoperativen Verlaufs – sind Carcinom-Patienten sowie Hyperplasie-Patienten nach Entfernung der zweiten Nebenniere anzusehen.

Im übrigen steht die Durchführung der peroperativen Substitution mit Gluco- und bzw. oder Mineralocorticoiden im Vordergrund. Sie ist abhängig von:

1. dem morphologischen Befund (Tumor oder Hyperplasie) [2, 3, 15,24]

2. dem daraus resultierenden Funktionszustand der gegenseitigen NNR (Atrophie oder Hyperplasie) und

3. dem Ausmaß des belassenen, funktionstüchtigen NN-Restgewebes, falls keine totale Adrenalektomie durchgeführt wurde.

Dauer und exakte Dosierung der Corticoid-Substitution fällt grundsätzlich in die Kompetenz des vorbehandelnden Internisten oder Endokrinologen.

Dafür gibt es eine Reihe von Schemata, z. B. nach HARTENBACH [12], CAHILL [7], FRAHM [10] u. a..

Für den Anaesthesisten ist es jedoch wichtig, die erforderliche Dosierung und die Art des Präparats am Operationstag zu kennen und einen allgemeinen Überblick zu haben.

I. *Operationstag:*

Morgens bei Einleitung der Narkose: Hydrocortison 100 mg im Tropf mit 4 Std Einlaufzeit.

II. postoperativ:

Tumor

(Atrophie der gegenseitigen NNR)
Glucocorticoid-Substitution wie nach totaler Adrenalektomie für Wochen.
Dann Dosis-Reduktion gemäß Funktionswiederkehr der atrophierten NN.

Hyperplasie

Totale beidseitige Exstirpation (= postop. Morb. Addison)
lebenslängliche Substitution mit Gluco- und Mineralocorticoiden.

Außerdem wird beim operierten NNR-Carcinom und kurzfristig auch beim Adenom-Patienten postoperativ eine Medikation mit Mineralocorticoiden (DOCA bzw. Aldosteron) zu empfehlen sein. Eine präoperative Medikation von Aldosteron-Antagonisten ist beim Cushing-Syndrom im allgemeinen nicht notwendig, die Gabe von Cortisol-Antagonisten bleibt den inoperablen NNR-Carcinomen vorbehalten.

Die Problematik beim primären Hyperaldosteronismus (Conn-Syndrom) unterscheidet sich nicht grundsätzlich von der beim Cushing-Syndrom – jedoch sind hier die pathophysiologischen Auswirkungen der Überproduktion an Mineralocorticoiden stärker ausgeprägt, d. h. Hypertonie und Hypokaliämie stehen im Vordergrund sowie Natrium-, Chlorid- und Wasserretention und eine metabolische Alkalose.

Für die Herstellung der Operationsfähigkeit ist häufig eine mehrwöchige Vorbehandlung mit dem Aldosteron-Antagonisten Aldacton zusammen mit kochsalzarmer Diät und u. U. zusätzlichen Kaliumgaben notwendig.

Eine Unterfunktion der NNR ist zu erwarten:

I. als sekundäre NNR-Insuffizienz:

1. bei Patienten, die mit Steroiden langzeitbehandelt wurden (Polyarthritis rheumatica, Colitis ulcerosa, Asthma bronchiale et al.)
2. bei hypophysärer Insuffizienz

II. als primäre NNR-Insuffizienz (Morbus Addison):

1. idiopathisch
2. tuberkulös
3. nach Adrenalektomie (Cushing-Syndrom, inkurables Mamma-Ca.).

Die häufigste Ursache der NNR-Insuffizienz stellt die Behandlung mit Corticosteroiden dar [17, 18]. Sie resultiert aus einer Suppression der endogenen ACTH-Sekretion mit sekundärer NNR-Atrophie und inadäquater Reaktion des HVL-NNR-Systems auf Stress-Situationen. Die Dauer der Suppression variiert mit der Art des Präparates und der individuellen Reaktion des Patienten. Diese Patienten werden zu einem Problem, wenn durch ein akutes Ereignis (Unfall, Infekt u. a.) die Corticoiddauermedikation unterbrochen wird – ohne daß der behandelnde Arzt vorher von der Medikation wußte und dann in einer Streß-Situation – wie sie eine Operation darstellt – z. B. eine unerklärliche Hypotonie als Ausdruck der NNR-Unterfunktion auftritt. Die jetzt notwendige Substitution hat sich danach zu richten, ob das vorher verwendete Präparat zusätzlich eine stärkere mineralocorticoide Wirkung aufweist (z. B. Astonin H).

Folgende therapeutische Empfehlungen können hier gegeben werden:

1. Keine Medikation von NNR-Hormonpräparaten, wenn die letzte Hormonapplikation länger als 2 Monate zurückliegt und keine Insuffizienzerscheinungen vorhanden sind. Bei unerklärlichem „Blutdruckabfall" sofort 100 mg Hydrocortison i.v.

2. Patienten, die Corticosteroid erhalten oder in den letzten 2 Monaten erhielten –

Operationstag:

mit der Prämedikation: Hydrocortison 100 mg i.v. (im Tropf), weiter 3 × 100 mg Hydrocortison 6stündlich

postoperativ:

Je nach Ausmaß der Streß-Situation, Fortführung obiger Medikation für 3 Tage bei großen Eingriffen (z. B. Colektomie),
für 1 Tag bei kleineren Eingriffen (z. B. Bruch-Op.).

Bei postoperativen Komplikationen (Blutung, Infekt, Ileus) muß die parenterale, hochdosierte Corticoid-Abdeckung weiter fortgeführt werden.

Bei sehr kleinen operativen Interventionen (z. B. diagnostische Eingriffe) genügt neben der ersten Medikation bei der Prämedikation eine einzige Wiederholungsdosis. Anschließend wird in allen Fällen auf die präoperative Erhaltungsdosis des gewählten Präparates übergegangen.

Beim primären Morbus Addison liegt immer ein Mangel an Gluco- und Mineralocorticoiden vor.

Die klinische Symptomatik kann sich bei Hinzutreten einer Streß-Situation zur Addison-Krise mit Hämokonzentration und Hypotonie,

Hyperkaliämie, Natriumverlust, Acidose und Urämie, Hypoglykämie mit Insulin-Überempfindlichkeit, Adynamie und Herzmuskelschwäche ausweiten, die in jedem Fall mit hohen Dosen von Hydrocortison im Tropf und DOCA (10 mg i.m.) oder Aldosteron i.m. anzugehen ist (vgl. auch S. 37), ehe eine drängende Operation vorgenommen wird. Zusätzlich müssen reichlich Glucose und Kochsalz verabreicht werden.

Liegt keine Krise vor, so ist für große Eingriffe eine etwa 3tägige, für kleine Eingriffe eine eintägige Abdeckung mit Hydrocortison und evtl. zusätzlich DOCA oder Aldosteron vorzunehmen [17, 18].

Die hormonell aktiven Tumoren des *Nebennierenmarks* – die Phäochromocytome –, die durch die Hypersekretion von Adrenalin und Nor-Adrenalin die charakteristischen klinischen Leitsymptome Hypertonie – Herzrhythmusstörungen – Hypermetabolismus mit Hyperglykämie und Glucosurie hervorrufen, stellen wegen der Gefahr der adrenergischen Krise bei plötzlicher Ausschüttung großer Mengen von Katecholaminen – insbesondere bei vorgeschädigtem Herzen – eine Vitalgefährdung dar [6, 9, 19, 21]. Die operative Letalität vor der Ära pharmakologischer Blokkaden (Regitin) betrug 24%, beim nicht diagnostizierten Phäochromocytom 50%. Die präoperative Vorbehandlung ist deshalb ausgerichtet auf die Verhütung oder Suppression der gelegentlich hochdramatisch verlaufenden Auswirkungen der sympatho-adrenalen Überfunktion. Die in früheren Jahren jedoch so sehr gefürchteten intra- und postoperativen Verläufe haben neuerdings erheblich an Dramatik verloren, seit die sehr potenten Medikamente der α- und β-Receptor-Blocker zur Verfügung stehen. Ein besonders hoch einzuschätzender Fortschritt ist die von SACK u. Mitarb. [22] angegebene orale Vorbehandlung mit dem α-Blocker Phenoxybenzamin (Dibenzylin) über mehrere Wochen. Die Therapie wird mit 10 mg begonnen und danach jeden 2.–3. Tag um weitere 10 mg bis zur Erreichung einer optimalen Wirkung, die an der Normalisierung des Blutdrucks abgelesen werden kann, gesteigert. In der Regel werden dabei 20–60 mg pro Tag erreicht. Die subjektiven Beschwerden gehen unter dieser Medikation vollständig zurück.

Die mehrwöchige Vorbehandlung hat den Vorteil einer allmählichen Auffüllung des zuvor durch Gefäß-Engstellung verminderten Blutvolumens [6]. Die eminente Bedeutung dieser Vorbehandlung ist aus dem unterschiedlichen intraoperativen Blutdruck- und Pulsverhalten ohne und mit Dibenzylin-Vorbehandlung zu ersehen, intraoperative Blutdruckkrisen werden vermieden (Abb. 2). Postoperativ verlaufen die Blutdruckkurven nach Dibenzylin-Vorbehandlung ebenso unauffällig ohne jede Zugabe von Katecholaminen. Während die Dibenzylin-Vorbehandlung bei allen mit einer Hypertonie einhergehenden Fällen heute eine Conditio sine qua non sein sollte, können für die unmittelbare prä- und intraoperative Phase zusätzlich kleine Mengen eines β-Receptor-Blockers zur Verhütung von Arrhythmien appliziert werden. Intraoperativ helfen relative „Über"-Transfusionen unter Kontrolle des zentralen Venendrucks den Blutdruck zu stabilisieren.

Liegt eine adrenerge Krise vor, mit den Zeichen exzessiver sympathoadrenaler α- und β-Receptor-Hyperaktivität (sog. Katecholamin-„Myokarditis", hämodynamisch effektive Tachyarrhythmien, paroxysmale Hy-

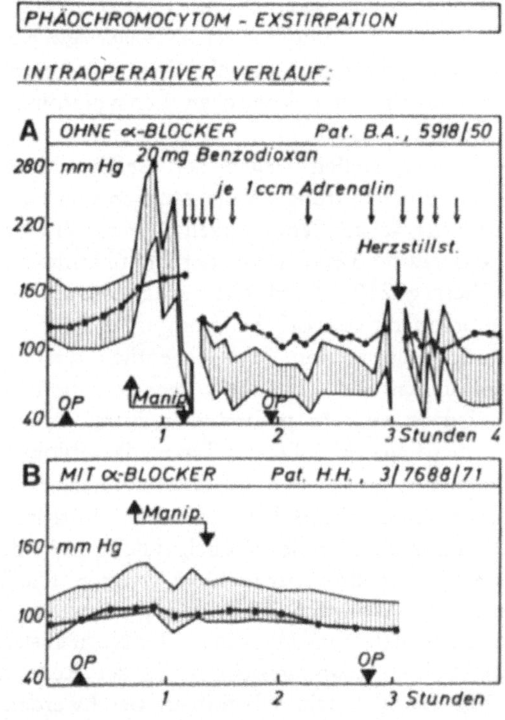

Abb. 2. Intraoperativer RR- und Puls-Verlauf ohne Vorbehandlung mit α-Blockern (A) und mit dreiwöchiger Vorbehandlung mit Phenoxybenzamin (B)

pertension), so kann eine notfallmäßige Exstirpation des Phäochromocytoms zur Vermeidung eines irreversiblen Herz-Kreislaufversagens notwendig werden, die dann lediglich eine kurze Vorbehandlung erlaubt. Hier bietet sich – sofern Blutdruckkrisen bzw. ein permanenter Hochdruck vorliegen – die intravenöse Applikation von Dibenzylin 1 mg/kg KG im Tropf mit einer Einlaufzeit von 1 Std unter vorsichtiger, gleichzeitiger Bluttransfusion (2. venöser Weg) und ständiger zentraler Venendruckkontrolle.

Stehen β-adrenerge Symptome im Vordergrund, so sind β-Receptor-Blocker intravenös verabreicht unter fortlaufender EKG- und RR-Pulsüberwachung die Sofort-Mittel der Wahl.

Bei sinnvoller Durchführung des hier angegebenen Regimes erübrigt sich die empfohlene Anwendung von Alpha-Methyl-para-Tyrosin (α MPT), das einen Inhibitor der Katecholamin-Biosynthese darstellt. Vielmehr sollte diese Substanz für die palliative Behandlung inoperabler Phäochromoblastome vorbehalten bleiben.

Pankreas

Die Pathophysiologie der Inselzelltumoren (organ. Hyperinsulinismus) ist durch die Überfunktion der insulinproduzierenden β-Zellen des Pankreas gekennzeichnet. Die klinischen Symptome sind Folgen der exzessiven Hypoglykämie und werden als Whipple'sche Trias zusammengefaßt:

1. Hypoglykämische Anfälle bei Nahrungskarenz mit cerebraler Symptomatik von allgemeiner Müdigkeit und Ohnmacht bis zu Krämpfen (Differentialdiagnose Epilepsie!), Psycho-Syndrom und Coma reichend,
2. Blutzuckerwerte im Anfall unter 50 mg%,
3. rasche Erhöhung nach Verabfolgung von Glucose.

Sobald alle diagnostischen Kriterien auf das Vorliegen eines Insulinoms deuten (Hunger-Test, orale Glucosebelastung, Plasma-Insulinbestimmung, i.v. Tolbutamid [Rastinon]-Test), ist die Indikation zur sofortigen Operation gegeben. Jeder Aufschub erhöht die Gefahr eines irreversiblen Hirnschadens sowie zunehmender Fettsucht mit weiterer Erschwerung des Eingriffs.

Die Mehrzahl der Autoren hält eine besondere Vorbehandlung für überflüssig. Conn befürwortet dagegen eine Vorbehandlung mit ACTH oder Hydrocortison. Hierdurch soll einmal der Blutzuckerspiegel erhöht, zum anderen einer „mysteriösen idiopathischen Hyperthermie" vorgebeugt werden. Letztere sei verantwortlich für 5 von 18 postoperativen Todesfällen. Auch Altemeier [20] erwähnt die lebensrettende Wirkung von Hydrocortison bei einem während der Pankreatektomie auftretenden Schockzustand.

Der Anaesthesist ist in erster Linie aufgefordert, den prä- und intraoperativen Blutzuckerspiegel zu überwachen. Der Patient kann durch das präoperative Fasten mit extrem niedrigen Blutzuckerwerten (weniger als 50 mg%) – im hypoglykämischen Schock also – zur Operation kommen. In dieser Situation darf die Narkose erst nach i.v. Injektion von ca. 30 g Glucose eingeleitet werden. Gleichzeitig ist prophylaktisch eine isotone Glucose-Tropfinfusion vorzunehmen, die unmittelbar nach der Exstirpation des Tumors abgesetzt werden muß, da es bereits $^1/_2$ Std später zu einem markanten Anstieg des Blutzuckerspiegels kommen kann. Unter diesen Voraussetzungen werden intraoperative Schockzustände weitgehend vermieden werden können. Trotzdem sollten während des Eingriffs in Abständen von etwa 30 min Blutzuckerkontrollen erfolgen. Bei stärkeren Manipulationen am Pankreas, wie sie bei schwierigem Auffinden der meist nur kirschgroßen Adenome und bei Teilresektionen vorkommen, sollte eine Irritation der exkretorischen Pankreasfunktion oder eine Hypofunktion bei ausgedehnter Resektion durch Trasylol (500000 IE) kompensiert werden.

Im frühen postoperativen Verlauf kommt es regelmäßig, wenn kein zusätzlicher Inselzelltumor übersehen wurde, zu wenige Tage anhaltenden Hyperglykämien oder Ketonurien, die keiner externen Insulinzufuhr bedürfen – sofern gesundes Pankreasgewebe belassen wurde – jedoch die Durchführung eines Blutzucker-Tagesprofils veranlassen sollte.

Zusammenfassung

Die Vorbereitungen zur Herstellung der Narkose- und Operationsfähigkeit bei bekannter endokriner Erkrankung für elektive Eingriffe können mehrere Wochen einer sorgfältigen Therapie beanspruchen. Anaesthesie und peroperativer Verlauf können dadurch für den Patienten heute weitgehend sichergestellt werden. Die Narkosetechnik ist – sofern die Kriterien moderner Anaesthesiologie beachtet werden – von sekundärer Bedeutung. Die große Gefahr liegt jedoch bei Dringlichkeits-Eingriffen inadaequat vorbehandelter oder unbekannter endokriner Über- oder Unterfunktionszustände. Ein besonderes Problem stellt die Intensivbehandlung der endokrinen Krisen dar.

Literatur

1. Abbott, T. R.: Anaesthesia in untreated myxoedema: a report of 2 cases. Brit. J. Anaesth. **39**, 510 (1967).
2. Anaesthesie bei Eingriffen an endokrinen Organen und bei Herzrhythmusstörungen. In: Hutschenreuter, K., Zindler, M. (Hrsg.): Anaesthesiologie und Wiederbelebung, Bd. 56. Berlin-Heidelberg-New York: Springer 1972.
3. Anesthesia for patients with endocrine disease. In: Jenkins, M. T. (Ed.): Clinical Anesthesia, Vol. 3. Oxford: Blackwell 1963.
4. Bernstein, D. S., Gusi, Ch. D.: Hyperparathyroidism and Hypoparathyroidism: Preoperative and postoperative Care. Anesthesiology **24**, 448 (1963).
5. Bingham, W., Elliott, J., Lyons, S. M.: Management of anaesthesia for phaeochromocytoma. Anaesthesia **27**, 49 (1972).
6. Brunjes, S., Johns, V. J., Jr., Crane, M. G.: Phaeochromocytoma: postoperative shock and blood volume. New Engl. J. Med. **262**, 293 (1960).
7. Cahill, G. F., Jr., Thorn, G. W.: Preoperative and postoperative management of adrenal cortical hyperfunction. Anesthesiology **24**, 477 (1963).
8. Catz, B., Russel, S.: Myxoedema, shock and coma: seven survival cases. Arch. intern. Med. **108**, 407 (1961).

9. De Blasi, S.: The management of the patient with a phaeochromocytoma. Brit. J. Anaesth. **38**, 740 (1966).
10. Frahm, H., Schilling, K.: Endokrinologische und anästhesiologische Probleme bei Nebennierenoperationen. Anaesthesist **15**, 91 (1966).
11. Fraser, R. A.: Hyperinsulinism under anaesthesia in a case of islet cell tumour of the pancreas. Anaesthesia **18**, 3 (1963).
12. Hartenbach, W.: Zur prä- und postoperativen Substitution beim Cushing-Syndrom. Chirurg **33**, 253 (1962).
13. Ingbar, S. H.: Management of emergencies. IX. Thyrotoxic storm. New Engl. J. Med. **274**, 1252 (1966).
14. Ingenhorst, W., Kantschew, Th., Hubitsch, G.: Diabetes mellitus und Operation. Stuttgart: Fischer 1969.
15. James, M. L.: Endocrine disease and anaesthesia. A review of anaesthetic management in pituitary, adrenal and thyroid disease. Anaesthesia **25**, 232 (1970).
16. Pearson, O. H.: Endocrine consequences of hypophysectomy. Anesthesiology **24**, 563 (1963).
17. Plumpton, F. S., Besso, G. M., Cole, P. V.: Corticosteroid treatment and surgery I. An investigation of the indications for steroid cover. Anaesthesia **24**, 3 (1969).
18. II. The Management of steroid cover. Anaesthesia **24**, 12 (1969).
19. Robertson, A. I. G.: Pre- and postoperative care in patients with phaeochromocytomas. Postgrad. med. J. **41**, 481 (1965).
20. Röher, D., Roth, E., Trede, M.: Chirurgie endokriner Überfunktionszustände. In: Bürkle de la Camp, H. (Hrsg.): Praktische Chirurgie, Heft 87. Stuttgart: Encke 1972.
21. Ross, E. J., Prichard, B. N. C., Kaufman, L., Robertson, A. I. G., Harries, B. J.: Preoperative and operative management of patients with phaeochromocytoma. Brit. med. J. **1**, 191 (1967).
22. Sack, H., Neuhaus, J., Schega, W., Körner, M.: Die Bedeutung der medikamentösen Blockade adrenerger Alpha- und Beta-Rezeptoren für die konservative und operative Behandlung des Phäochromozytoms. Dtsch. med. Wschr. **93**, 151 (1968).
23. Stoeckel, H.: Anästhesiologische Vorbereitungen bei Eingriffen am endokrinen System. Z. prakt. Anästh. Wiederbeleb. **2**, 83 (1967).
24. Symposium-Anesthetics and endocrine Function. Anesthesiology **24**, Heft 4 (1963).
25. Anaesthesie und Kohlenhydratstoffwechsel. In: Feurstein, V. (Hrsg.): Anaesthesiologie und Wiederbelebung, Bd. 37. Berlin-Heidelberg-New York: Springer 1969.

Niere und Leber

Von **H. Kronschwitz**

Die heutigen Standard-Narkotica Stickoxydul, Zyklopropan, Äther, Halothan, Propanidid (Epontol), Thiopental (Trapanal), Gamma-Hydroxybuttersäure (Somsanit) und Chlorothiazol (Distraneurin) zeigen allein keinen toxischen Effekt auf die Nieren- und Leberzellen. Deshalb sind Vor- und Nebenerkrankungen der Nieren und der Leber keine Kontraindikation für eine Allgemeinanaesthesie, wenn eine vitale Indikation für den operativen Eingriff besteht. Heute werden weniger als 1% des Operationsgutes aus rein vitaler Indikation sofort, d. h. ohne jede Voruntersuchung und ohne

	1965	1970	
Einzeltransfusion:	10,6 %	2 %	Hepatitis
Massivtransfusion:	22,4 %	10,4 %	Hepatitis
	13,9 %	4,1 %	(davon $^3/_4$ durch Blut ohne SH-Antigen-Ausschluß)
	$p < 0{,}01$		

Abb. 1. Hepatitis-Häufigkeit nach Bluttransfusionen. Aus Arndt u. Mitarb. Dtsch. med. Wschr. **96**, 1371 (1971)

jede Vorbereitung, operiert. Die Letalität ist relativ hoch, aber Nieren- und Lebererkrankungen beeinflussen diese Sterblichkeitsrate wenig. Bei der nicht-vitalen Operations-Indikation allerdings, die das Gros unseres Patientengutes darstellt, müssen Erkrankungen der Leber und der Nieren in das allgemeine Risiko einbezogen werden, denn besonders die Erkrankungen der Leber haben in den letzten Jahren zugenommen. In der Bundesrepublik sind heute rund 600000 Alkoholiker registriert (Müting, 1972), das sind 1% der Gesamtbevölkerung, und wir begegnen in den letzten Jahren im zunehmenden Maße den Folgezuständen der infektiösen Hepatitis, besonders aber der Serumhepatitis. 1965 lag das Risiko, nach einer Bluttransfusion eine Hepatitis zu bekommen, bei 14% (Arndt u. Mitarb., 1971) (Abb. 1) und nach einer ikterischen Hepatitis eine chronische Hepatitis zu bekommen, bei 5% zuzüglich der Fälle nach anikterischer Hepatitis (Kalk und Wildhirt, 1960–1962).

Narkotica, Hypnotica, Analgetica und Adjuvantien, im folgenden als Narkosemittel zusammengefaßt, verlassen den Körper entweder unverändert, wie Stickoxydul oder Zyklopropan, oder sie werden teilweise bis komplett metabolisiert und so eliminiert. Für Metabolismus und Elimination der Narkosemittel sind in erster Linie Leber und Nieren verantwortlich. Den Metabolismus besorgen Enzyme, die im retikulären Endothel der Leber, dem Ergastoplasma, als Zell-Enzyme, wie Transaminasen, Dehydrogenasen, Kreatin-Phosphokinase und Aldolase, einige auch im zirkulierenden Blut als Sekret-Enzyme, wie Gerinnungsenzyme und Pseudocholinesterase, zu finden sind. Nach der Leber wird der Niere die höchste Enzymaktivität zugeschrieben. Die Enzyme katalysieren die verschiedenartigen Stoffwechselreaktionen und führen die lipoidlöslichen Narkosemittel in wasserlösliche Metaboliten über, die mit Galle und Harn ausgeschieden werden.

Anamnese
Spez. Labortests:
- GOT, GPT, AP
- PTT
- GLDH, LDH, (PChE)
- Gallenfarbstoffe im Blut und Urin
- Ges.-Eiweiß und Elektrophorese
- Fe, Cu
- (Bromsulphalein-Test)

Laparoskopie mit Biopsie und Histologie

Abb. 2. Aktuelle Untersuchungsmethoden zum Ausschluß bzw. zur Diagnostik von Lebererkrankungen

Bei Störung der Syntheseleistung der Leberzelle kann es infolge Enzymmangel zu einer Störung der Gerinnung oder des Arzneimittelabbaus kommen (Symptom: Hypalbuminämie, erniedrigte Gerinnungsfaktoren). Bei Störung der Integrität der Leberzelle wird diese vermehrt Enzyme ins Blutplasma verlieren (Symptom: erhöhte Transaminasenaktivität im Blutplasma), wobei ihre Stoffwechselleistung abnimmt. Es besteht jedoch weder eine linear-quantitative noch eine streng qualitative Beziehung zwischen Änderung der Enzymaktivität und Stoffwechselleistung der Leber.

Das Leberparenchym hat große biochemische Reserven, die uns eine sichere Vorhersage, wieweit die Stoffwechselfunktion einer erkrankten Leber belastet werden kann, auch mit einem großen Leber-Status (Abb. 2) nicht gestatten. Ein Fall von $5^1/_2$stündiger Halothan-Narkose im Prodromalstadium einer infektiösen Hepatitis, mitgeteilt von HEGE (1970), demonstriert, daß Halothan nicht einmal eine akut geschädigte Leber zerstört und somit nicht mit Chloroform zu vergleichen ist. Die 56jährige Patientin wurde nach 4 Wochen mit inzwischen normalen Leberwerten entlassen. Die „National Halothane Study“ zeigt, daß nicht ein bestimmtes

Narkoticum zu Ikterus und Lebernekrosen führt und den Patienten tötet, sondern ein komplexes Geschehen, vor allem eine schlechte Narkose, eine direkte Traumatisierung der Leber, eine reduzierte Leber- und Nierendurchblutung infolge hoher Narkosemittelkonzentration, eine Hypoxie infolge Mangeldurchblutung, speziell im Schock, metabolische Einflüsse und eine unzureichende Nachbehandlung für Leber- und Nierenparenchymschädigungen verantwortlich sind.

Die Elimination der wasserlöslichen Narkosemittel-Metaboliten ist abhängig von der sekretorisch-exkretorischen Leistung der Nieren. Über die Galle wird nur ein geringer Anteil der Fremdstoffmenge ausgeschieden. Bei ausgefallener Nierensekretion stellt die Galle aber einen möglichen Weg dar, Narkosemittel und deren Metaboliten, wenn auch verzögert, zu eliminieren, z. B. Muskelrelaxantien vom Curare-Typ während und unmittelbar nach einer Nierentransplantation (Höfer u. Mitarb., 1969). Bei gleichzeitiger Funktionseinschränkung beider Organe ist größte Aufmerksamkeit geboten, hier besteht eine Indikation für die ausschließliche Anwendung von Inhalationsnarkotica. Die sekretorisch-exkretorische Leistung der Nieren hängt ab von der Nierendurchblutung und von den hormonellen Einflüssen des Hypophysen-Nebennierensystems. Alle Narkosemittel außer Propanidid haben an den Nieren einen negativen Effekt unterschiedlichen Ausmaßes: direkt auf den afferenten und efferenten Schenkel der Glomerulumgefäße, indirekt über den Gesamtsystemdruck und das Herz-Zeit-Volumen, außerdem auf den ADH-Spiegel durch vermehrte Ausschüttung und – bei verminderter Leberdurchblutung – durch verzögerte Inaktivierung (Bihler u. Mitarb., 1969). Diese negativen Einflüsse können bei einer krankhaft eingeschränkten Nierenfunktion zu einer akuten Niereninsuffizienz im Sinne einer primär glomerulären Schädigung führen. Oligurie bis Anurie, nachfolgend das Ansteigen der Harnfixa sind reversibel, nachdem solche mit dem Leben nicht lange zu vereinbarenden Zustände heute durch Peritoneal- oder Hämodialyse zu überbrücken und damit zu beherrschen sind. Auch nach hypoxischer tubulärer Schädigung erlangen diese Nieren nach einer polyurischen Phase ihre ursprüngliche Funktion, wenn auch nach Monaten und mit Einschränkungen, zurück.

Chronisch-entzündliche Nierenveränderungen – bei etwa 20% aller Patienten werden kleinere bis größere pyelonephritische Veränderungen gefunden (Csaszar u. Mitarb., 1967) –, anhaltender Phenacetinabusus oder eine chronische Glomerulonephritis führen eher zu nachweisbaren Einschränkungen der Nierenpartialfunktion als diabetische oder sklerotisierende Angiopathien der Nieren. Die postnarkotische bzw. postoperative Gefährdung ist jedoch bei den Angiopathien wegen der zusätzlichen Hyalinisierung der Glomerula eindeutig größer. Bei Störungen im Wasser- und Elektrolythaushalt und bei metabolischen Veränderungen sind die Änderungen der Nierenleistung rein funktionell.

Bei der Nierendiagnostik sind eine Reihe von Harn- und Blutuntersuchungen erforderlich (Abb. 3). Sie wird komplettiert durch die Histologie nach Nadelbiopsie (Höffler u. Mitarb., 1972).

Spezielle Leber- und Nierenerkrankungen stellen dann mit Sicherheit keine Kontraindikation für eine Allgemeinanaesthesie dar, wenn einige Narkosemittel bzw. Narkosetechniken vermieden werden.

Anamnese
Blutdruck
Blut: Ery, Leuko, Elektrolyte,
Ges.-Eiweiß, Säure-Basen-Status
Kreatinin u. Harnstoff-N im Blutplasma
Hämatokrit
Harn: Elektrolyte
Harnmenge u. -Osmolalität
-Eiweiß u. -Sediment
Clearance-Verfahren
Konzentrationsversuch
Farbstoffproben
Scintigramm
Biopsie und Histologie

Abb. 3. Aktuelle Untersuchungsmethoden zum Ausschluß bzw. zur Diagnostik von Nierenerkrankungen

Bei Störungen der Leberfunktion vermeiden wir Phenothiazine in der Prämedikation, nachdem es durch Chlorpromazin und andere Phenothiazine zu Leberveränderungen von der sekretorischen Leberinsuffizienz bis zum Leberparenchymschaden gekommen ist. Sie werden als Überempfindlichkeitsreaktionen gedeutet (Lindner, 1964). Bei den neueren Phenothiazin-Derivaten scheinen solche Nebenwirkungen seltener zu sein. Von den Butyrophenon-Derivaten, wie dem Neurolepticum Droperidol, sind Störungen der Leberfunktion bisher nicht bekannt geworden. Deswegen ist ihre Anwendung als NLA[1] beim Leberparenchymschaden erlaubt. Bei einem diagnostizierten Leberparenchymschaden, d. h. bei einer floriden Hepatitis mit Leberschwellung, Ikterus und erhöhten Transaminasen, vermeiden wir ein Inhalationsnarkoticum, wie Äther oder Halothan, obwohl eine hepatotoxische Wirkung dieser Narkotica sicher ausgeschlossen werden konnte. Andere Narkosemittel, wie Gamma-Hydroxybuttersäure (Somsanit) oder Chlorothiazol (Distraneurin), die durch Sekret-Enzyme metabolisiert werden, oder Fentanyl, das bei der NLA wegen seiner hohen Wirksamkeit nur in außerordentlich kleinen Mengen verabreicht werden braucht und in der Leber rasch bei nur geringer Bindung an Zellstrukturen metabolisiert und damit inaktiviert wird, und deren

1 Neuroleptanalgesie.

Metaboliten nehmen die Stoffwechselleistung einer erkrankten Leber weniger in Anspruch.

Die Anwendung von kurzwirkenden Barbituraten in einer kleinen Einzeldosis ist nicht kontraindiziert. Trotzdem bevorzugen wir Propanidid (Epontol) wegen seiner überwiegend hydrolytischen Spaltung im Plasma.

Ein Pseudocholinesterase-Mangel geht mit einem verzögerten Abbau des depolarisierenden Muskelrelaxans Suxamethonium einher. Im akuten Stadium der Hepatitis, im fortgeschrittenen Stadium der Lebercirrhose, beim fortgeschrittenen Carcinom mit Hypalbuminämie und bei Vergiftung mit organischen Phosphorverbindungen, wie dem Insekticid E 605, findet man in der Regel eine verminderte PChE-Aktivität. Unabhängig von diesem quantitativen Enzymmangel gibt es qualitative Änderungen der Enzymstruktur. Solche vollständigen oder unvollständigen Enzymdefizienzen der PChE haben bisher keine manifesten Krankheitssymptome erkennen lassen, außer daß diese Dibucain-resistente oder sog. atypische PChE nicht imstande ist, das Muskelrelaxans Suxamethonium zu hydrolisieren. Bis zu 9 Std dauernde Zustände einer kompletten Muskelrelaxation waren die Folge. Da die Patienten beatmet wurden, überlebten sie. Aus der Literatur kann man eine Häufigkeit der verschiedenen Gen-Varianten von 6,3—0,02% und weniger ermitteln (Goedde u. Mitarb., 1967). Die Fermentstörung wird sowohl beim Enzymmangel als auch beim Enzymdefekt erst mit einer Initialdosis Suxamethonium aufgedeckt. Sie ist mit dem Konzentrat einer gereinigten Serumcholinesterase aus menschlichem Plasma, hergestellt von den Bering-Werken, ohne Ausnahme erfolgreich zu behandeln. Ein pränarkotisches Screening auf PChE-Mangel ist bei der Häufigkeit der Suxamethonium-Anwendung – wir verabreichen bei 74% unserer Allgemeinanaesthesien Suxamethonium – nicht durchzuführen.

Britt und Kalow (1968) vermuten auch bei der narkosebedingten „malignen Hyperthermie mit Hyperrigidität“ (Häufigkeit etwa 0,1‰ aller Allgemeinanaesthesien) eine genetisch bedingte Reaktion, an deren Zustandekommen das Suxamethonium beteiligt sein könnte. Sicher ist, daß hereditäte Faktoren eine Rolle spielen und die gefährdeten Patienten eine erhöhte CPK aufweisen. Der pathogenetische Mechanismus ist aber zur Zeit noch völlig undurchsichtig.

Bei der Porphyrie können Barbiturate eine akute Porphyrinurie auslösen. Mit Propanidid, Gamma-Hydroxybuttersäure oder NLA ist diese Gefahr zu umgehen.

Bei Gerinnungsstörungen aus kongenitaler, erworbener oder therapeutischer Ursache wird der Patient durch jede iatrogene Verletzung gefährdet, wie die intramuskuläre Injektion der Prämedikation oder Schleimhautverletzungen im Bereich der oberen Luftwege. Eine Venenpunktion mit Dauerkanüle sollte dem Anaesthesisten für alle parenteralen Verabreichungen ausreichen. Nach intravenöser Gabe von Vitamin-K_1-Präparaten sind schwere anaphylaktische Zustände beobachtet worden, so daß ein Ausweichen auf prothrombinhaltige Plasmafraktionen (PPSB), Frischplasma oder Frischblut angezeigt ist.

Bei den Erkrankungen der Nieren, die mit einer Einschränkung der Nierenpartialfunktionen einhergehen, ist die Anaesthesieführung von entscheidenderer Bedeutung als die Wahl der Narkosemittel. Stabile Kreislaufverhältnisse, nicht über eine medikamentöse Blutdruckkosmetik, sondern durch vorsichtige Dosierung der Narkosemittel und eine angemessene Infusionsbehandlung, aber auch die Verhinderung einer hormonellen Antidiurese infolge zu flacher Anaesthesie, sind Vorbedingung für eine anhaltend gleiche Nierendurchblutung, um eine ebensolche Urinausscheidung zu erzielen. Propanidid, gefolgt von der NLA zeigen auch bei dieser Kategorie von Nebenerkrankungen den geringsten Einfluß auf die Organfunktion. Methoxyfluran ist bei Nierenerkrankungen und bei Gicht kontraindiziert. Seine Metaboliten, insbesondere das anorganische Fluorid, können dosis- und stoffwechselabhängig toxische Spiegel erreichen, die wahrscheinlich den ADH-Effekt auf den distalen Tubulus stören (Cascorbi u. Mitarb., 1971). Sowohl bei der Hypokaliämie infolge längerem Saluretica- oder Laxantien-Gebrauch als auch bei der Hyperkaliämie unter der Oligo-Anurie ist die Anwendung von membranstabilisierenden Muskelrelaxantien in niedrigerer Dosierung möglich. Da bei der Oligo-Anurie die Elimination der Narkosemittel und ihrer Metaboliten stark verzögert ist, muß die sonst übliche Dosierung fallweise beträchtlich reduziert werden, zumal auch die Prämedikation, hier besonders das Pethidin, die Nierenfunktion vorübergehend vermindert. Durch frühzeitige Anwendung von hypertonen kristalloiden Lösungen, wie Sorbit und Mannit, oder durch Saluretica, wie Furosamid (Lasix), können wir den inhibitorischen Einflüssen entgegenwirken, die während und nach der Narkose bzw. Operation durch Kreislaufdepression und Aldosteron- und ADH-Ausschüttung auftreten, und auch bei krankhaft eingeschränkter Nierenleistung eine kontinuierliche Diurese erzielen.

Zusammenfassung

Leber- und Nierenerkrankungen sind am allgemeinen Narkoserisiko nicht über die Maßen beteiligt. Sie stellen pauschal keine Kontraindikation für eine Allgemeinanaesthesie dar, wenn die Auswahl der Narkosemittel, die Anaesthesieführung und Indikationsstellung lege artis erfolgen.

Literatur

1. Arndt, H. J., Frese, R., Nachtwey, K., Loos, W., Kaboth, U., Creutzfeldt, W.: Abnahme der Transfusionshepatitis nach Einführung der Transaminasen- und Australia (SH)-Antigen-Bestimmung bei Blutspendern. Dtsch. med. Wschr. **96**, 1371–1372 (1971).

2. Bihler, K., Gundlach, G., Hoppe-Seyler, G. F., May, P., Planz, C.: Einfluß von Propanidid auf die renale Hämodynamik und Elektrolytexkretion. Anaesthesist **18**, 43–46 (1969).
3. Britt, B. A., Kalow, W.: In: Goedde, H. W., Altland, K.: Genetisch bedingte Variabilität der Arzneimittelwirkung. Med. Klin. **65**, 1507–1517 (1970).
4. Cascorbi, H. F., Gravenstein, J. S.: Parenchymschäden nach Halothan und Methoxyfluran. Anaesthesist **20**, 413–416 (1971).
5. Csaszar, J., Wölfer, E., Mihalecz, K.: Unsere Erfahrungen mit der Neurolept-II-Analgesie unter besonderer Berücksichtigung der Nierenfunktionsänderungen. Anaesthesist **16**, 107–109 (1967).
6. Goedde, H. W., Doenicke, A., Altland, K.: Pseudocholinesterasen, Berlin-Heidelberg-New York: Springer 1967.
7. Hege, M. J. D.: Halothane Anesthesia in a patient with acute hepatic disease. Anesthesiology **32**, 170–171 (1970).
8. Höfer, R., Krenn, J., Pfeiffer, G., Steinbereithner, K.: Untersuchungen zur Ausscheidung von Diallyl-nor-Toxiferin bei Nierentransplantationen, Anaesthesist **18**, 304–308 (1969).
9. Höffler, D., Fiegel, P.: Nierenbiopsie: Methode, Indikation, Gefahren. diagnostik **5**, 111–114 (1972).
10. Kalk, H., Wildhirt, E. (1960–1962): In: Weidemann, H.: Zur Differentialdiagnose zwischen chronischer Hepatitis und Fettleber. Münch. med. Wschr. **107**, 209–215 (1965).
11. Lindner, J.: In: Just, O. H.: Leberfunktion und operativer Eingriff. Stuttgart: Thieme 1964.
12. Müting, D.: Leberinsuffizienz. diagnostik **5**, 57–61 (1972).

Elektrolyt-, Wasser- und Säure-Basen-Haushalt

Von **H.-N. Herden**

Operation und Narkose greifen in vielfacher Weise in den Elektrolyt-, Wasser- und Säurebasenhaushalt ein. Neben der direkten Beeinflussung durch intra- und postoperative Blut- und Flüssigkeitsverluste und durch

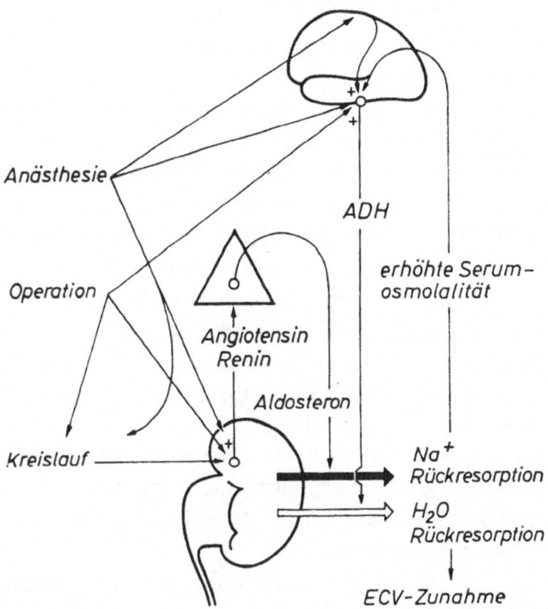

Abb. 1. Schematische Darstellung der normalen Volumenregulation. Aus: Truniger, B.: Wasser- und Elektrolytfibel, 3. Auflage, Stuttgart: G. Thieme 1971

kardiozirkulatorische Störungen während und nach dem operativen Eingriff sind vor allem hormonale Regulationsstörungen des Flüssigkeitshaushaltes erwähnenswert. Wie ein Schema von Truniger zeigt (Abb. 1), führen Anaesthesie und Operation direkt oder über hämodynamische Veränderungen zur Stimulation des Renin-Angiotensin-Systems mit gesteigerter Sekretion von Aldosteron und damit zur vermehrten Natriumrückresorption. Die daraus resultierende Erhöhung der Serumosmolalität und die direkte

Beeinflussung des hypothalamisch-neurohypophysären Systems durch Operation und Narkose haben eine ADH-Ausschüttung mit vermehrter Wasserrückresorption und damit Zunahme des Extracellulärvolumens zur Folge. Diese komplexe Beeinflussung der Homöostase allein begründet die Forderung, in die präoperative Diagnostik die Kontrolle des Elektrolyt-, Wasser- und Säurebasenhaushaltes einzubeziehen. Eine derartige Diagnostik wird unentbehrlich bei allen durch die Grundkrankheit oder durch Zweiterkrankungen vorgeschädigten Patienten und bei allen dringlichen Operationen in der Notfallchirurgie.

Zum Verständnis der zu besprechenden Störungen des Wasser- und Elektrolythaushaltes sind einige wenige physiologische Fakten Voraussetzung. Das Gesamtkörperwasser, das beim Erwachsenen ca. 60% des Körpergewichtes ausmacht, befindet sich zu $^2/_3$ intracellulär und zu $^1/_3$ extracellulär, so daß 40% des Körpergewichtes dem intracellulären Wasser, 16% dem interstitiellen und 4% dem intravasalen Wasser zuzuordnen sind. In den drei Flüssigkeitsräumen befinden sich gelöste Substanzen, deren Hauptbestandteile ionisierte Elektrolyte sind neben den Nichtelektrolyten wie Glucose und Harnstoff. Die Elektrolytkonzentrationen der einzelnen Flüssigkeiten sind stark different, wie die Ionogramme veranschaulichen (Abb. 2). Im intravasalen und interstitiellen Raum, deren Unterschied hauptsächlich im Proteinanteil liegt, ist das Hauptkation Natrium und das überwiegende Anion Chlor. Im Intracellulärraum ist Kalium das dominierende Kation und Phosphate und Proteine sind die wesentlichen Anionen.

Die Regulation der Isotonie im Extracellulärraum erfolgt über die Osmolalität, die durch die Anzahl der gelösten Teilchen pro Kilogramm Lösung bestimmt wird. Die Osmolalität im Plasma, die 290–300 mosm/kg beträgt, wird überwiegend durch die Kochsalzkonzentration bestimmt. Die strenge Osmoregulation des Organismus erfolgt durch Variation der renalen freien Wasserclearance unter dem Einfluß des antidiuretischen Hormons der Neurohypophyse.

Die Isovolämie wird dagegen über Volumen- bzw. Baroreceptoren reguliert, die in das Vas afferens des juxtaglomerulären Apparates der Niere lokalisiert werden. Über das Renin-Angiotensin-Aldosteron-System wird, wie schon erwähnt, die Natriumrückresorption und damit die Osmolalität und das Extracellulärvolumen verändert. Das Volumen des Intracellulärraumes dagegen wird durch das Verhältnis der extra- zur intracellulären Osmolalität bestimmt.

Natrium- und Wasserhaushalt sind somit aufgrund der Regulationsmechanismen eng miteinander verbunden. Störungen der Natriumkonzentration führen zwangsläufig zu Veränderungen im Wasserhaushalt des Organismus und umgekehrt.

Zur Beurteilung des Extracellulärraumes bei Störungen des Natrium- und Wasserhaushaltes am Krankenbett dienen neben den klinischen Symptomen wie Durst, Hautturgor, Urinausscheidung, Kreislaufgrößen einschließlich Venendruck die Laborwerte Natriumkonzentration und Osmolalität im Serum, Gesamteiweiß, Erythrocytenzahl, Hb-Gehalt und Hämatokrit. Der Hämatokritwert wird dabei nicht nur vom Extracellulärraum,

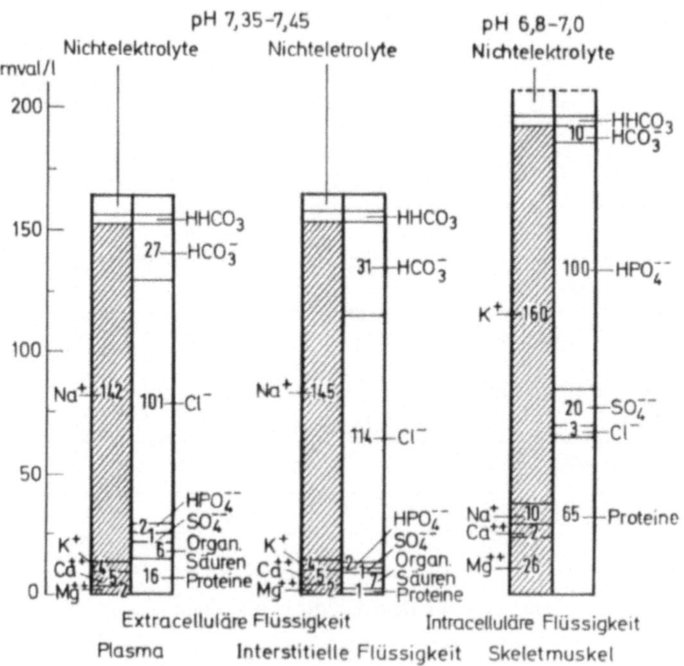

Abb. 2. Ionogramme der intravasalen, interstitiellen und intracellulären Flüssigkeit

sondern auch vom Intracellulärraum beeinflußt. Die Beurteilung des Intracellulärraumes ist deutlich schwieriger. Gebräuchliche Parameter hierfür sind das mittlere corpusculäre Volumen (MCV), eine Relation zwischen Hämatokrit und Erythrocyten und die mittlere corpusculäre Hämoglobinkonzentration (MCHC), eine Beziehung zwischen Hämoglobingehalt und Hämatokrit (Abb. 3).

Dehydrationszustände lassen sich unterteilen in isotone, hypertone und hypotone (Abb. 4).

Isotone Dehydration kann entstehen durch Verluste plasmaisotoner Flüssigkeiten durch Erbrechen, Durchfälle, Fisteln, diuretische Behandlung und Ascitespunktion, durch Blutverluste und durch Plasmaverluste wie bei Peritonitis und Verbrennungen. Das extracelluläre Volumen ist reduziert, das Intracellulärvolumen normal. Derartige Störungen werden präoperativ

$$\text{MCV} = \frac{\text{Hämatokrit (\%)} \times 10}{\text{Erythrocytenzahl (Mill./mm}^3\text{)}}$$

$$\text{MCHC} = \frac{\text{Hämoglobin (g \%)} \times 100}{\text{Hämatokrit (\%)}}$$

Abb. 3. Berechnungsformeln für das mittlere corpusculäre Erythrocytenvolumen (MCV) und die mittlere corpusculäre Hämoglobinkonzentration (MCHC)

	isotone Flüssigkeitsmangel	Blutmangel	Plasmamangel	hypertone	hypotone
Extracellulärraum	↓	↓	↓	↓	⇊
Natrium i. S. Osmolalität	n	n	n	↑	↓
Hämatokrit	↑	n – ↓	↑	↑	⇈
Erythrocytenzahl, Hb-Gehalt	↑	n – ↓	↑	↑	↑
Gesamteiweiß	↑	↑	n – ↓	↑	↑
Intracellulärraum	n	n	n	↓	↑
MCV	n	n	n	↓	↑
MCHC	n	n	n	↑	↓

Abb. 4. Parameter zur Beurteilung von Dehydrationszuständen
n = normal, ↑ = erhöht, ↓ = erniedrigt

	isotone	hypertone	hypotone
Extracellulärraum	↑	↑	↑
Natrium i. S. bzw. Osmolalität	n	↑	↓
Hämatokrit	↓	↓	↓
Erythrocytenzahl, Hb-Gehalt	↓	↓	↓
Ges.-Eiweiß	↓	↓	↓
Intracellulärraum	n	↓	↑
MCV	n	↓	↑
MCHC	n	↑	↓

Abb. 5. Parameter zur Beurteilung von Hydratationszuständen
n = normal, ↑ = erhöht, ↓ = erniedrigt

häufig diagnostiziert werden. Die Therapie besteht in intravenöser Substitution durch plasmaisotone Lösungen unter exakter Kreislaufkontrolle.

Die hypertone Dehydration ist Ausdruck von Wassermangel und entsteht u. a. durch mangelhafte Wasserzufuhr, erhöhte Perspiratio insensibilis infolge Fieber, Schwitzen oder Hyperventilation, renale Störungen mit Polyurie und durch osmotische Diurese sowie bei Diabetes mellitus und Diabetes insipidus. Auch derartige Zustände werden präoperativ bei Schwerkranken zu diagnostizieren sein. Bei dieser Störung sind sowohl der Extracellulärraum als auch der Intracellulärraum reduziert. Die Therapie besteht in der Substitution von freiem Wasser in Form von elektrolytfreien Kohlenhydratlösungen.

Hypotone Dehydration entspricht einem Kochsalzmangel und entsteht durch ungenügende Natriumzufuhr oder erhöhten Verlusten bei Nebenniereninsuffizienz, chronischer Diureticaanwendung sowie renalem oder cerebralem Salzverlustsyndrom. Der Intracellulärraum ist bei dieser Störung vergrößert. Lösungen mit isotoner, im Extremfall hypertoner Kochsalzkonzentration sind therapeutisch einzusetzen.

Ebenso lassen sich die Hydrationszustände in isotone, hypertone und hypotone Formen unterteilen (Abb. 5). Typische Beispiele isotoner Hydration sind generalisierte Ödeme bei Herzinsuffizienz, nephrotischem Syndrom und Lebercirrhose. Hypertone und hypotone Hydration entstehen meist durch unsachgemäße Infusionstherapie großer Mengen hypertoner bzw. hypotoner Elektrolytlösungen.

Problematisch kann die Diagnostik von Kaliumhaushaltsstörungen sein, da 98% des Körperkaliums als intracelluläres Kalium vorliegt. Das routinemäßig bestimmbare extracelluläre Serumkalium hat somit keine vollwertige, jedoch für die Klinik nützliche Aussage. Serum-Kalium-Erhöhungen sind ein weitgehend verläßlicher Index für ein erhöhtes Körperkalium. Ein Kaliumdefizit kann dagegen dem Nachweis im Serum entgehen. Zu berücksichtigen ist bei der Beurteilung des Serum-Kaliums die Wasserstoffionenkonzentration. Kalium- und Wasserstoffionen vermögen sich intracellulär zu ersetzen, so daß bei Acidosen eine Kaliumverschiebung in den Extracellulärraum, bei Alkalosen in den Intracellulärraum eintritt. Der Kaliumhaushalt wird renal nicht so fein reguliert wie der Natriumhaushalt. Die maximale Ausscheidung ist limitiert, vor allem jedoch der Kalium-konservierende Effekt gering. Auch bei ausgeprägten Hypokaliämien kommt es erst nach Tagen und Wochen zur Reduzierung der renalen Kaliumausscheidung. Die Klinik von Kaliumhaushaltsstörungen wird bestimmt durch Symptome von seiten des neuromuskulären Systems, wobei vor allem das Myokard betroffen wird. EKG-Veränderungen bei Hypo- und Hyperkaliämien sind somit frühe Zeichen, die diagnostisch verwertbar sind.

Die Bedeutung des Chlorids liegt einerseits in Verbindung mit Natrium in der Aufrechterhaltung der osmotischen Isotonie des Extrazellulärraums und andererseits in der Beeinflussung des Säure-Basen-Haushaltes. Die Regulation der Plasmachloridkonzentration läuft weitgehend parallel der renalen Natriumregulation und unterliegt damit indirekt auch der Aldosteronwirkung. In der gegensinnigen Veränderung der beiden Anionen Chlorid und Bicarbonat zur Aufrechterhaltung des Anionen-Kationen-Gleichgewichtes liegt die Bedeutung des Chlorids in der Beeinflussung des Säure-Basen-Haushaltes. Chloridverluste führen somit zwangsläufig zur hypochlorämischen Alkalose, renale Chloridausscheidungsstörungen zur hyperchlorämischen Acidose. Zur Beurteilung des Chloridhaushaltes müssen somit neben dem Kationen-Anionen-Vergleich die Parameter des Säure-Basen-Haushaltes Berücksichtigung finden.

Die vitalen Funktionen lebender Organismen sind an einen engen Bereich der Wasserstoffionenkonzentration gebunden, die beim Menschen einem pH von im Mittel 7,4 entspricht. Trotz ständigem Anfall saurer Valenzen wird dieser pH-Bereich streng gewahrt durch die drei Regulationsvorgänge: Pufferung, pulmonale Elimination von CO_2 und renale Elimination von Wasserstoffionen. Die Pufferregulation ist vereinfacht aus der Henderson-Hasselbalch-Gleichung abzulesen:

$$pH = pK + \log [HCO_3^-]/[H_2CO_3] = 6{,}1 + \log 25/1{,}25$$

Als wichtigster Puffer des Extracellulärraumes dient das Bicarbonat-Kohlensäure-System. Verstärkter Protonenanfall wird sofort durch Bicarbonat neutralisiert, die dabei anfallende Kohlensäure dissoziiert in H_2O und CO_2, das nahezu augenblicklich durch die Lungen abgeatmet wird.

$$H^+ + HCO_3^- \rightleftharpoons H_2CO_3 \rightleftharpoons CO_2 + H_2O$$

Die Regeneration des verbrauchten Bicarbonates erfolgt unter dem Einfluß der Carboanhydrase in der Tubuluszelle, indem gleichzeitig Wasserstoff-Ionen eliminiert werden.

Zur Diagnostik von Störungen im Säure-Basen-Haushalt sind somit pH, Bicarbonat und pCO_2 erforderlich. Aus diesen drei Parametern ist abzulesen, ob pH-Verschiebungen Folge einer gestörten CO_2-Elimination oder einer veränderten Bicarbonatkonzentration sind und wie weit pulmonale oder renale Kompensationsmechanismen wirksam werden.

Hypoventilation führt durch Erhöhung des pCO_2 zur respiratorischen Acidose, Hyperventilation zur Hypokapnie und respiratorischen Alkalose. Eine metabolische Acidose resultiert aus einer erniedrigten Bicarbonatkonzentration, eine metabolische Alkalose aus Bicarbonatüberschuß. Zur Normalisierung des pH bei metabolischen Störungen können durch gleichsinnige Veränderungen des pCO_2 die Bicarbonatverschiebungen kompensiert werden und umgekehrt pCO_2-Abweichungen respiratorischer Störungen durch Änderungen der Bicarbonatkonzentration.

In Verbindung mit dem Wasser- und Elektrolythaushalt interessieren vor allem die metabolischen Störungen.

Die metabolische Acidose entsteht in erster Linie durch Verlust von Bicarbonationen, z. B. durch Dünndarmsaftverluste, oder durch Überangebot saurer Valenzen infolge erhöhtem Anfall oder reduzierter renaler Elimination. In der präoperativen Phase in der Notfallchirurgie ist eine nicht seltene Ursache der metabolischen Acidose eine verminderte Gewebsperfusion infolge reduziertem Herzzeitvolumen. Die daraus resultierende Gewebshypoxie führt zur Steigerung der anäroben Glykolyse mit Anhäufung von Milchsäure, die in Lactat und Wasserstoffionen dissoziiert. Die Therapie besteht neben der Stabilisierung des Kreislaufes in der Substitution des reduzierten Bicarbonates.

Chlorid i. S.	84	mval/l
Kalium i. S.	3,7	mval/l
Natrium i. S.	137	mval/l
Basenabweichung	+ 16,5	mval/l
akt. Bicarbonat	43	mval/l
pH	7,49	
pCO_2	56,4	mmHg
pO_2	56	mmHg
O_2-Sättigung	91,8 %	

Abb. 6. Typische Laborwerte einer hypochlorämischen metabolischen Alkalose

Zunehmende klinische Bedeutung gewinnt die metabolische Alkalose, die wie die metabolische Acidose zur mannigfachen Beeinflussung verschiedenster Körperfunktionen führt. Alle Enzyme sind pH-abhängig, die Bildung von Ketonkörper und des zelltoxischen Ammoniaks aus Ammonium ist bei alkalischem pH erhöht. Die kompensatorische Atemdepression bei metabolischer Alkalose mit Erhöhung der Kohlensäurespannung im arteriellen Blut hat konsekutiv vor allem bei pulmonalen Diffusions- und Verteilungsstörungen eine Hypoxämie zur Folge. Über einen extracellulären Kaliummangel führt die metabolische Alkalose zu Herzrhythmusstörungen, Adynamie und Herabsetzung der Darmmotorik.

Ursachen einer metabolischen Alkalose sind Säureverlust oder Basenüberschuß. An dominierender Stelle steht der Verlust saurer Valenzen über Magensaftverluste mit Ausbildung einer hypochlorämischen Alkalose (Abb. 6). Der Chloridmangel verstärkt die metabolische Alkalose insofern als durch vermindertes tubuläres Angebot an rückresorbierbarem Chlorid vermehrt Bicarbonat rückresorbiert wird bzw. der Bicarbonatüberschuß durch die Niere nicht eliminiert werden kann. Andere Ursachen sind eine

Additionsalkalose bei überschießender Therapie mit Bicarbonat, Lactat, Azetat oder Malat, Alkalosen nach Massivtransfusionen infolge des Citratmetabolismus und die kompensatorische metabolische Alkalose bei respiratorischen Insuffizienzen. Besonderer Erwähnung bedarf die hypokaliämische Alkalose durch Verlust von Wasserstoffionen in die Zelle. Die daraus entstehende intracelluläre Acidose wird von der Tubuluszelle mit vermehrter Wasserstoffionenausscheidung bzw. vermehrter Bicarbonatrückresorption beantwortet mit resultierender paradoxer Acidurie. Weiterhin kann ein sekundärer Aldosteronismus mit vermehrter Natrium- und Wasserretention sowie Kalium- und Wasserstoffionenelimination zur metabolischen Alkalose führen.

Die Therapie hat nach der vorliegenden Störung zu erfolgen. Substitution von Chloridionen durch Aminosäurechloride steht an erster Stelle neben Kaliumsubstitution, Therapie mit Carboanhydrasehemmern und bei Zeichen eines Hyperaldosteronismus die Anwendung von Aldosteronantagonisten.

Zusammenfassung

Die Bedeutung der präoperativen Diagnostik und Therapie von Störungen des Elektrolyt-, Wasser- und Säure-Basen-Haushaltes liegt in der vielfach betonten Tatsache, daß die Ursachen intra- und postoperativer Komplikationen häufig in bereits präoperativ bestehenden Schädigungen zu finden sind. Neben den klinischen Befunden ist hierzu eine Reihe von Laborwerten erforderlich, deren wichtigste der Elektrolytstatus, das Blutbild und die arterielle Blutgasanalyse sind.

Literatur

Lawin, P.: Störungen des Säure-Basenhaushaltes: Differentialdiagnose und Therapie. Dtsch. med. Wschr. **93**, 1964 (1968).

Robinson, J. R.: Fundamentals of acid-base regulation, 2. Aufl. Oxford: Blackwell 1965.

Siegenthaler, W.: Wasser- und Elektrolythaushalt. In: Siegenthaler, W. (Hrsg.): Klinische Pathophysiologie. Stuttgart: G. Thieme 1970.

Truniger, B.: Wasser- und Elektrolytfibel, 3. Aufl. Stuttgart: G. Thieme 1971.

Peroperative Überwachung

Von **H. Oehmig**

Analgetica, Hypnotica und Muskelrelaxantien haben neben ihren Hauptwirkungen auch unerwünschte Nebenwirkungen auf Herz, Kreislauf, Atmung und andere biologische Größen. Sie zu beobachten und meßtechnisch zu erfassen, ist eine der Aufgaben des Anaesthesisten.

Die Änderungen biologischer Größen während Anaesthesien sind als „Rückmeldung“ des Organismus auf die Effekte der verschiedenen, zur Anwendung gelangenden Pharmaka zu werten.

Welche Parameter erscheinen nun sinnvoll, im Operationssaal gemessen zu werden? Seit mehr als 12 Jahren haben sich die folgenden als wertvoll und auch praktikabel erwiesen:

Atmung
1. O_2-Konzentration der Narkose-Gase
   a) *exspiratorisch*
   b) inspiratorisch
2. CO_2-Konzentration der Narkose-Gase
   a) *exspiratorisch*
   b) inspiratorisch
3. Atem-Volumen pro Atemzug
4. Atem-Frequenz
5. *Atem-Minuten-Volumen*
6. Beatmungsdrucke
   a) inspiratorisch
   b) exspiratorisch
7. *Mittlerer Beatmungsdruck*

Kreislauf
8. Pulsfrequenz (Puls/min)
9. Pulswellenform
10. Blutdruck systolisch ⎫ indirekt, unblutig oder
11. Blutdruck diastolisch ⎭ direkt, blutig gemessen.
12. EKG

13. EEG

14. Körper-Temperaturen

Es handelt sich um Größen der Atmung, des Kreislaufs, der elektrischen Funktionen des Gehirns und um Temperaturen, die an verschiedenen Stellen gemessen werden können.

Es würde den Rahmen dieser kurzen Ausführungen sprengen, ausführlich im Einzelnen auf die verschiedenen Punkte einzugehen. Daher soll an dieser Stelle nur folgendes ausgeführt werden:

Schon immer kam der Beobachtung der *Spontanatmung* während Narkosen besondere Bedeutung zu. So auch heute. Die Messung des Atemvolumens, aber mehr noch die Bestimmung des Atem-Minuten-Volumens

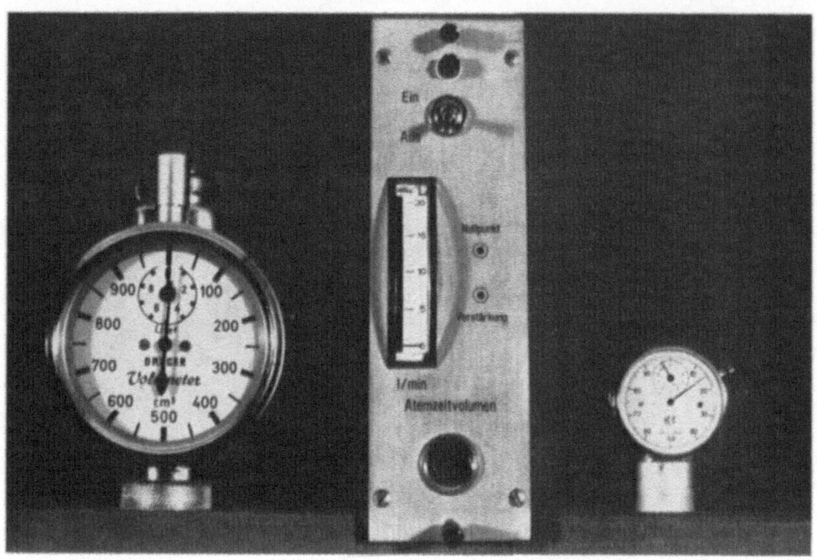

Abb. 1. Rechts: „Respirometer“ (Wright), links: „Volumeter“ (Dräger), das in Verbindung mit dem Kleinrechner (Mitte) von Atemzug zu Atemzug bei Spontanatmung und bei Beatmung das Atemminutenvolumen anzeigt

ist von ausschlaggebender Bedeutung. Werte von weniger als 6–8 l/min bedeuten beim Erwachsenen *Hypoventilation,* die durch unterstützende, *assistierte* Beatmung, besser jedoch durch *kontrollierte* Beatmung schnellstens normalisiert werden sollte.

Wir benötigen also zur Kontrolle dieses Wertes einen Atem-Volumen-Messer, ein „Volumeter“ (Bauart Dräger, Wright) (Abb. 1). Die normale Spontanatmung wird über den CO_2-Partialdruck im Blut beeinflußt, ja echt gesteuert. Diese Selbstregelung funktioniert jedoch nur bei einer „wachen“, nicht durch Pharmaka deprimierten Medulla oblongata. Was liegt also näher, als den pCO_2 zu bestimmen und danach die Atmung zu steuern. Allerdings stellen sich dieser Forderung erhebliche technische Schwierigkeiten entgegen: Meines Wissens gibt es bis heute noch keine praktikable, wirklich kontinuierlich anwendbare Meßmethode zur Bestimmung des pCO_2 im Blut. Es stehen indessen indirekte Methoden zur Bestimmung der CO_2-Konzentration in der ausgeatmeten Luft zur Verfügung, z. B. nach dem Prinzip der Ultrarot-Absorption, auf dem der URAS basiert.

Wir können uns die Lunge als ein riesiges „Tonometer" vorstellen, in dem sich das Blut und die Alveolarluft fortwährend im Konzentrationsgleichgewicht befinden, sofern die Ventilation und die Diffusionsverhältnisse ungestört verlaufen können. Daher ist der „end-exspiratorische CO_2-Wert" unter den eben genannten Bedingungen cum grano salis als ein Maß für den arteriellen pCO_2 anzusehen. Eine wirklich fortlaufende CO_2-Bestimmung *im Blut* wäre natürlich besser, nur, es gibt sie bis heute noch nicht. Das kann aber ausreichend kompensiert werden, wie ein Beispiel aus einem ganz anderen Bereich erhellen mag:

Auch bei der Navigation über die Weltmeere wird nicht alle paar Minuten ein „Besteck" mit Sextant und Chronometer aufgenommen, um herauszufinden, an welcher Stelle des Ozeans man sich gerade befindet! Vielmehr versucht man mit Hilfe des *Kompaß* einen bestimmten „Kurs" zu steuern, in der Hoffnung, nicht allzuweit vom geplanten Zielpunkt wieder Land in Sicht zu bekommen. Alle 24 Stunden vergewissert man sich aber doch mittels einer der gängigen Methoden der exakten Ortsbestimmung (Besteckaufnahme, Funkpeilung), wo man sich tatsächlich befindet. Der Unterschied zwischen dem tasächlichen Standort und dem vermuteten zwingt dann gelegentlich zu einer Kurskorrektur, die, manchmal mit einem entsprechenden Vorhalt, nach weiteren 24 Std zu dem gewünschten Standort führt.

Bei der Beatmung ist das Problem ganz ähnlich:

Auch hier soll man einen bestimmten „Standort" (pCO_2 im Blut) ansteuern. Ideal wäre zwar eine *fortlaufende* pCO_2-Bestimmung, mit dem URAS ist es jedoch möglich, jeweils am Ende des Exspiriums die CO_2-Konzentration im Atemgas zu bestimmen. Der URAS ist also unser „Kompaß", nach dem man seinen Beatmungs-„Kurs" steuern kann. In regelmäßigen oder unregelmäßigen Abständen kann man ein „Besteck aufnehmen" (Blutgas-Analyse mit Astrup oder AVL-Gas-check) und so die wahren Verhältnisse aufdecken. Anschließend kann man dann, falls erforderlich, Korrekturen an der Beatmung vornehmen und einen neuen „URAS-Kurs" steuern – bis zur nächsten Blutgas-Analyse. Dieses Verfahren ist besonders wirkungsvoll und wichtig bei langandauernden Beatmungen. Aber auch bei Beatmungs-*Narkosen* hat sich die fortlaufende Kontrolle der end-exspiratorischen CO_2-Konzentration bewährt. Bei Anwendung von Muskelrelaxantien ist eine *Beatmung* unumgänglich. In den allermeisten Fällen jedoch wird hierbei das erzielte Atem-Minuten-Volumen „über den Daumen" gepeilt, ganz besonders dann, wenn mit der Hand beatmet wird. Häufig ist dabei noch nicht einmal ein Atem-Volumenmesser

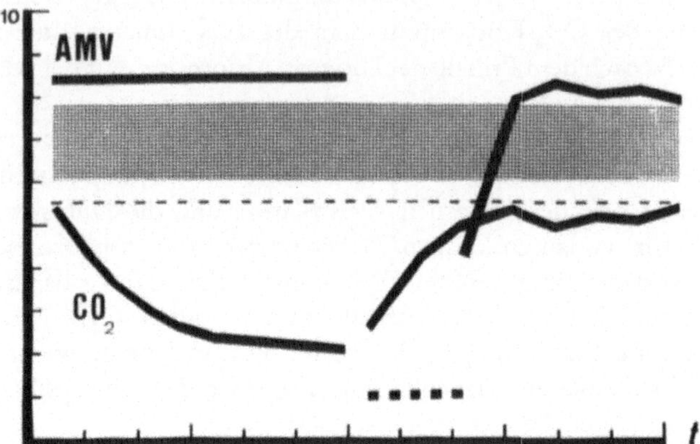

Abb. 2. Verhalten von AMV und endexspiratorischer CO_2-Konzentration bei Hyper- und Hypoventilation mit Übergang zur Spontanatmung

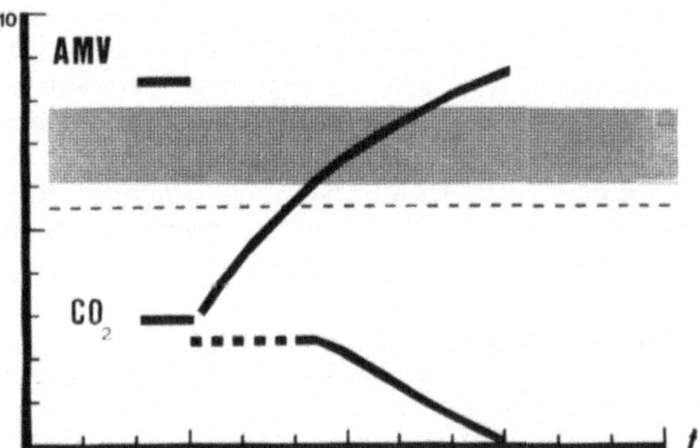

Abb. 3. Verhalten von AMV und endexspiratorischer CO_2-Konzentration unter wiedereinsetzender Spontanatmung beim Vorliegen einer Atemdepression, bedingt durch Opiate, Barbiturate oder Relaxantien

(Volumeter) vorhanden. Nun ist aber eine Beatmung „nach Gefühl" erfahrungsgemäß in den seltensten Fällen korrekt, wovon man sich leicht überzeugen kann,wenn man einen Patienten „blind", d. h. ohne Meßkontrolle beatmet, und erst nach einiger Zeit eine pCO_2-Bestimmung vornimmt. Erstaunliche Abweichungen nach *beiden* Seiten sind dann oft zu beachten!

CO_2-Bestimmungen – und zwar Atemzug für Atemzug –, verbunden mit der fortlaufenden Beobachtung des Atem-Volumens – oder besser noch des Atem-Minuten-Volumens –, erscheinen heute unabdingbar. Ein Beispiel mag dies aufzeigen:

Wird ein Patient überventiliert, so sinkt sein end-exspiratorischer CO_2-Wert auf so niedrige Werte, daß die Spontanatmung sistieren würde, überließe man den Patienten ohne Beatmung sich selbst. Es kommt zwar zu einem Anstieg des CO_2. Bevor jedoch so hohe Werte erreicht sind, die eine suffiziente Spontanatmung zur Folge haben, kann es bereits infolge des Atem-Stillstandes zu einer Hypoxie, einem Sauerstoffmangel mit seinen katastrophalen Folgen gekommen sein (Abb. 2).

Umgekehrt kann es am Ende einer Narkose zwar zu einem Einsetzen der Spontanatmung kommen, da der pCO_2 – und damit die endexspiratorische CO_2-Konzentration – zur Norm zurückgeführt worden war. In diesem Fall jedoch mag aber eine überhängende Wirkung von Relaxantien, Barbituraten oder Opiaten vorliegen mit den ihnen eigentümlichen, atemdepressorischen Effekten. Daher ist dieser Patient nun nicht in der Lage, spontan suffizient zu atmen, *obwohl* der pCO_2 normal ist: eine zunehmende Hyperkapnie ist die Folge mit dem Endergebnis einer *Apnoe*, trotz phantastisch hoher CO_2-Werte. (Dies ist übrigens wiederum einmal mehr auch ein Beweis für die Gefährlichkeit von CO_2-Gaben zur „Anregung der Atmung“) (Abb. 3).

Gerade vor wenigen Tagen konnten wir nach einer „kleinen Narkose“ bei einem 6jährigen Jungen postoperativ eine solche CO_2-Narkose beobachten, die dann aufgrund von pCO_2-Bestimmung und gezielter Beatmung unter URAS-Kontrolle normalisiert werden konnte.

Bei Narkosen liegt eine der wesentlichen Überwachungsaufgaben bei der Kontrolle der Atmungsgrößen und der CO_2-Werte. Die letzteren können zunächst mit dem URAS beobachtet werden, wie auf Abbildung 4 zu sehen ist:

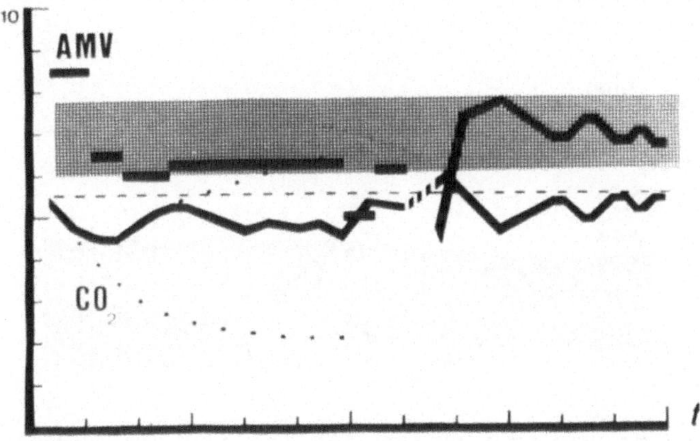

Abb. 4. Gesteuertes AMV während einer Narkose in Abhängigkeit vom endexspiratorischen CO_2-Wert

Man erkennt deutlich das Verhalten des end-exspiratorischen CO_2-Wertes gegenüber den Änderungen des Atem-Minuten-Volumens. Erst durch mehrfache, gezielte Korrekturen des AMV gelingt es, den end-exspiratorischen Wert in den gewünschten Bereich – hier um 4 Vol.-% CO_2 – zu bringen.

Die hier dargestellten, stark schematisierten Verhältnisse sind in der Abbildung 5 durch zwei Original-Registrierungen veranschaulicht:

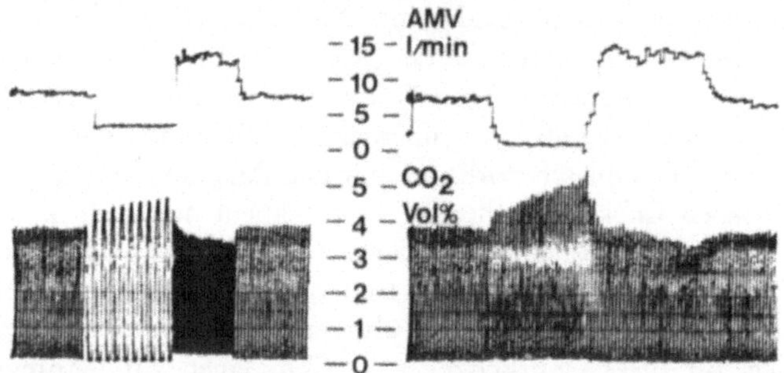

Abb. 5. CO_2-Verlaufskurve in Abhängigkeit vom AMV (obere Kurve) bei absichtlicher Änderung desselben durch Frequenzänderung: linke Bildhälfte, oder durch Änderung des Atemvolumens: rechte Bildhälfte

In beiden Bildhälften ist jeweils das Atem-Minuten-Volumen (die obere durchlaufende Registrierkurve) willkürlich auf —50% und um +50% geändert worden. In der linken Hälfte der Darstellung wurde dies durch Veränderung der Atem-*Frequenz* erreicht, wohingegen auf der rechten Bildhälfte die Frequenz konstant gehalten wurde, jedoch das Atem-*Volumen* pro Atemzug variiert wurde. Man erkennt deutlich die sofortige Reaktion der end-exspiratorischen CO_2-Werte an der oberen Begrenzung (Hüllkurve) der unteren CO_2-Registrierung mit dem URAS.

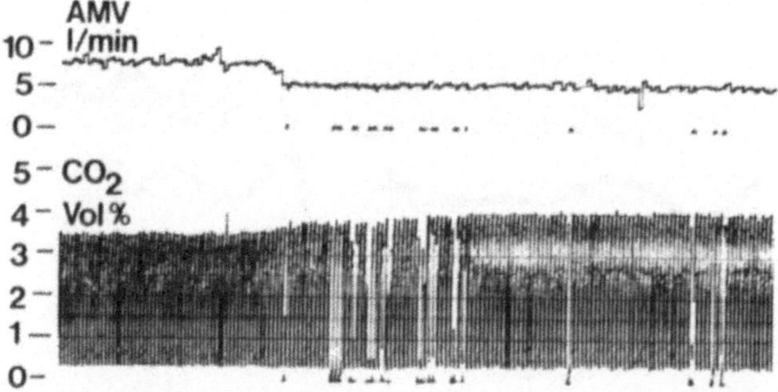

Abb. 6. Gleichzeitige Registrierung von AMV und CO_2-Kurve (URAS) während Narkose. Der angestrebte endexspiratorische CO_2-Wert um 4 Vol.-% wird bei diesem Patienten mittels eines AMV um 5,5 l/min erreicht und aufrechterhalten

Bei längerdauernden Beatmungen sind also Gasanalysen erforderlich.

Die Atemvolumina und damit das Atem-Minuten-Volumen werden am häufigsten mit einem Volumeter messend verfolgt. Erst die gleichzeitige

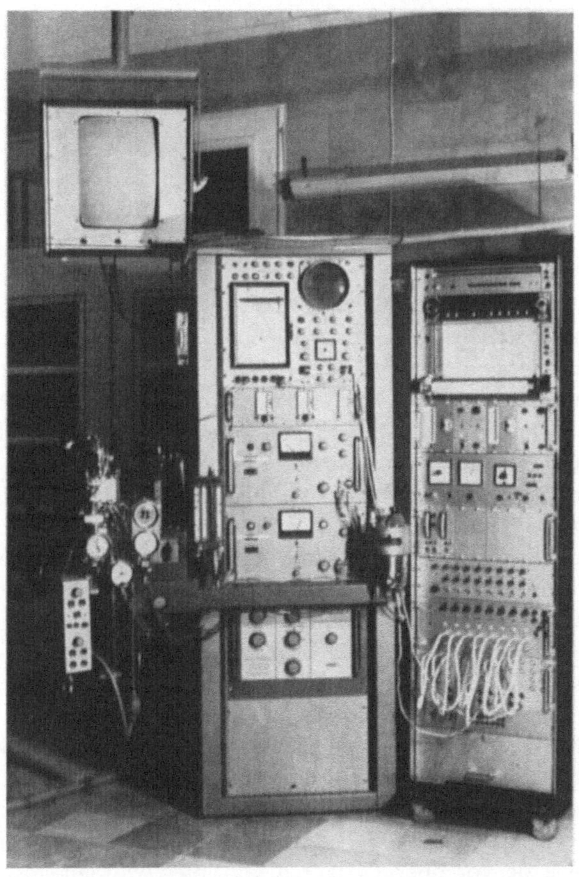

Abb. 7. Peroperatives Überwachungs-System (Hartmann & Braun/Hellige/Dräger). Linker Schrank: von unten nach oben: Narkose-Spiromat (in Einschubtechnik) mit Narkose-Kreissystem und Halothan-Verdampfer VAPOR. Darüber O_2-Analysator Oxytest, darüber CO_2-Analysator URAS-M, darüber Einschübe für Temperaturen, Pulsfrequenz, Atemfrequenz, darüber Langsam-(Trend-)Schreiber Minicomp (alles H & B), daneben 2-Strahl Oscilloskope mit Vorverstärker (Tönnies). Linke Außenwand: Kleinrechner zur Errechnung des AMV (Dräger). Rechter Schrank (Hellige): 8-fach Direktschreiber (Thermoschrift) ganz oben. Darunter 2 Druck-Meßbrücken, darunter unblutig arbeitendes Blutdruck-Meßgerät (SD-Monitor), darunter Einschübe f. Pulsfrequenz und Temperatur u. 6 weitere Bestückungsmöglichkeiten. Darunter Bedienungsfeld für Grossicht-Skope (ganz links oben). Darunter 8 Vorverstärker, Schnur-Ableitungswähler und Eingangsfeld, Netzteil, Schublade

Beobachtung dieser beiden Größen macht eine Beatmung, eine künstliche Ventilation, so wenig unsicher wie möglich (Abb. 6).

Die in der ersten Tabelle aufgezeigten Größen und deren Überwachung sollen kurz erläutert werden.

Die fortlaufende Bestimmung des Sauerstoff-Gehaltes der Narkose-Gase hat sich bei uns in mindestens zwei Fällen als lebensrettend erwiesen. Von der Meßmethode her gesehen bestehen kaum Schwierigkeiten.

Die fortwährende Darstellung des Elektrokardiogramm auf einem Oszilloskop bedeutet eine große Hilfe. Jedoch auch die Darstellung der z. B. photoelektrisch abgetasteten peripheren Pulswelle erfüllt ähnliche Aufgaben. Besonders günstig erscheint die gleichzeitige Darstellung von EKG und peripherer Pulswelle, da hieraus auf einen Blick sofort frustrane Contractionen festgestellt werden können (Pulsdefizit). Aus beiden Signalen kann durch Integration die Herz- bzw. Puls-Frequenz abgeleitet werden.

Auf eine weitere Tatsache darf ich noch kurz hinweisen:
Einige der biologischen Parameter ändern sich über die Zeit langsam (Temperatur, Sauerstoff-Gehalt, end-exspiratorischer CO_2-Wert, Puls-Frequenz). Andere Größen ändern sich wesentlich schneller (EKG, EEG, Pulswelle, CO_2-Verlauf/Atemzug). So ist es naheliegend, für die langsamen Phänomene „Langsam-Schreiber" zu benutzen (Mehrfarben-Punktdrukker, Kompensographen, die für mehrere Größen eine Registrierung der *Tendenz* ermöglichen, sog. Trend-recording). Die schnellen Phänomene können auf einem Oszilloskop *beobachtet werden.* Ist deren Registrierung erforderlich oder wünschenswert, benötigt man hierfür „Schnellschreiber" vom Typ des direktschreibenden Elektrokardiographen.

In logischer Verwirklichung dieses Konzepts wurde vor mehr als 12 Jahren ein peroperatives Überwachungssystem geschaffen, das neben den einzelnen Meßwert-Gebern einen Langsam-Schreiber neben einem Oszilloskop enthält. Die Registrierung der schnellen Phänomene ist auf einem beigestellten zweiten Registrierschrank jederzeit möglich (Abb. 7).

Die hier vorgetragenen Gedanken zur peroperativen Patienten-Überwachung, wie sie vor über 12 Jahren konzipiert wurden, haben sich bis heute im täglichen, harten Routine-Einsatz bewährt, wobei das Grundkonzept nur geringfügig modifiziert werden mußte. Wir können es mit gutem Gewissen zur allgemeinen Anwendung in mehr oder weniger ausgedehnter Form empfehlen.

Zusammenfassung

Es werden die Parameter aufgezählt, die im Operationssaal zu messen sich in den vergangenen mehr als 12 Jahren als praktikabel und wertvoll erwiesen haben:

1. Atemgrößen: Sauerstoff-Konzentration, CO_2-Konzentration, Atemvolumen, Atemfrequenz, Atemminutenvolumen, Beatmungsdrucke, mittlerer Beatmungsdruck.

2. Kreislaufgrößen: Pulsfrequenz, Pulswellenform, Blutdruck, systolisch und diastolisch, EKG.

3. Gehirnfunktion: EEG.

4. Körpertemperaturen.

Im weiteren wird speziell auf die Bedeutung des Atemminutenvolumens und der Bestimmung der end-exspiratorischen CO_2-Konzentration hingewiesen. Ferner wird die Bedeutung der fortlaufenden Anzeige der geatmeten Saueıstoffkonzentration unterstrichen. Die andauernde Darstellung des EKG oder auch der photoelektrisch abgetasteten Pulswelle und deren Bedeutung wird erwähnt. Als Registriergeräte eignen sich für schnellveränderliche Größen „Schnellschreiber" vom direkt schreibenden EKG-Schreiber-Typ, wohingegen langsam sich ändernde Größen sich sehr gut mit entsprechenden „Langsamschreibern" (z. B. Punktdruckern) darstellen lassen. Zum Schluß wird kurz das in Marburg entwickelte komplexe peroperative Überwachungssystem beschrieben.

Literatur

OEHMIG, H.: Instrument technique for anesthesia monitoring, Transactions of the New York Academy of Sciences. Series II, **29**, 722–734 (1967).

— Tropfenfänger für Gasanalysatoren. Anaesthesist **19**, 357 (1970).

— Überwachungseinrichtungen. In: FREY, R., HÜGIN, W., MAYRHOFER, O. (Hrsg.): Lehrbuch der Anaesthesiologie und Wiederbelebung, 2. Aufl. Berlin-Heidelberg-New York: Springer 1971.

— Abgasbeseitigung bei Narkosegeräten. Anästh. Informat. **13**, 119–123 (1972)

Podiumsdiskussion

(Leiter: Prof. Dr. **P. Lawin**)

Einführung

Lawin: Einige besonders wichtig erscheinende Fragen sollen hier erörtert werden.

Zunächst sei festgestellt: In Fällen perakuter vitaler Bedrohung (so z. B. bei massiver Blutung aus rupturierten parenchymatösen Organen, bei Aortenruptur oder bei Blutungen durch Schuß- oder Stichverletzung, bei perforierenden Herz- oder Lungenverletzungen etc.) wird kein Unterschied zwischen Operations- und Narkosefähigkeit bestehen. Alle diagnostischen Maßnahmen müssen zurückgestellt werden, um durch den operativen Eingriff das bedrohte Leben zu erhalten. Diese Situationen sind aber äußerst selten.

In allen anderen Fällen aber sollte eine optimale Diagnostik durchgeführt werden, die eine bessere präoperative Vorbereitung und eine optimale Narkoseführung ermöglicht.

Hierzu sind auch die Patienten zu zählen, die einer dringlichen, aber nicht sofortigen Operation bedürfen, wie z. B. Patienten mit Peritonitis, Ileus, traumatischem Schock, Mehrfachverletzungen etc.

Aus anaesthesiologischer Sicht erscheinen uns nun einige Fragen wichtig, die sich in der täglichen Zusammenarbeit zwischen den Kollegen der verschiedenen Disziplinen in der Klinik ergeben. Aber auch der einweisende niedergelassene Arzt sei hier angesprochen.

Lawin: Herr Burchardi, welche exakten Parameter werden für die Beurteilung der Narkosefähigkeit von seiten der Lungenfunktion gewünscht? In Ihrem Vortrag haben Sie eine Vielzahl von diagnostischen Methoden erwähnt. Jetzt bitte ich Sie, nur die Methoden zu erwähnen, die im klinischen Routinebetrieb ohne großen Aufwand durchführbar und doch aussagekräftig genug sind.

Burchardi: Das eigentliche Risiko in der postoperativen Phase bilden die obstruktiven Ventilationsstörungen. Daher ist besonders wichtig, das Ausmaß der Obstruktion zu erfassen.

Als Routineverfahren zur Abschätzung der Atemwegswiderstände bietet sich die Messung des exspiratorischen Atemstoßes an. Hierfür eignen sich preiswerte Geräte wie das *Pneumometer* oder das *Peak-Flow Meter* nach Wright.

Mit dem ebenfalls einfach zu handhabenden *Vitalographen* kann außerdem noch die Vitalkapazität gemessen werden, so daß sich die relative Sekundenkapazität wie bei der Spirographie errechnen läßt.

Diese Methoden erfordern wenig Aufwand und lassen sich routinemäßig durchführen. Sie bieten aber nur eine Orientierung. Steht jedoch in der Klinik ein Spirograph zur Verfügung,so sollte vor großen Operationen bei jedem Verdacht einer Obstruktion ein kleines Spirometrieprogramm durchgeführt werden – also Vitalkapazität, Sekundenkapazität, evtl. Atemgrenzwert.

Zur Vorinformation ohne jede Apparatur möchte ich noch als simplen Test die Bestimmung der *Apnoe-Zeit* empfehlen: Hierfür mißt man die Dauer der maximalen Apnoe nach tiefer Inspiration; sie beträgt bei Lungengesunden mindestens 25 sec.

Lawin: Die wohl häufigste Störung der Lungenfunktion ist die Gasaustauschstörung für Sauerstoff. Das Ausmaß dieser Störung vor einem operativen Eingriff in Narkose zu erfassen, ist besonders wichtig. Welche Methode sollte bei Verdacht auf das Vorliegen einer Gasaustauschstörung für Sauerstoff angewandt werden?

Burchardi: Es gibt kein sicheres klinisches Zeichen, das Ausmaß einer Gasaustauschstörung zu erfassen. Daher können wir hier auf eine exakte Messung nicht verzichten.

Die Messung der *Sauerstoffsättigung* des arteriellen Blutes nach dem photometrischen Prinzip ist einfach und rasch durchzuführen (Gerät: AO-Oxymeter, Firma Hellige Freiburg). Dieses ist aber nur die „kleine" Lösung des Problems. Wegen des Verlaufs der O_2-Sättigungskurve des Hämoglobins ist die Messung des O_2-*Partialdruckes* im arteriellen Blut wesentlich genauer. Die Geräte hierfür sind aber auch erheblich aufwendiger:

Die Meßelektrode für den O_2-Partialdruck wird kombiniert mit den Geräten zur Messung des CO_2-Drucks und des Säure-Basen-Haushalts. Die vollständige Messung der arteriellen Gasanalyse (also des pCO_2 *und* des pO_2) sowie des Säuren-Basen-Haushalts erfordert spezielle Kenntnisse und Sorgfalt des Bedienungspersonals, damit die Werte exakt bestimmt werden.

Die Aussagen einer arteriellen Gasanalyse sind bei Schwerkranken jedoch so entscheidend wichtig und so unersetzbar, daß das Verfahren jetzt auch in kleineren Krankenhäusern eingeführt werden sollte.

Geräte: z. B. Radiometer-Mikro-Analysensystem (Astrup-Apparatur) (Fa. Radiometer, Kopenhagen) oder Combi-Analysator (Fa. Eschweiler, Kiel).

Lawin: Herr DUDZIAK, in Ihrem Referat haben Sie das Herz als das die Narkosefähigkeit limitierende Erfolgsorgan bezeichnet. Wegen der Bedeutung der mit dieser Definition verbundenen Formulierung sollten wir noch einige Fragen betreffs der Anwendung der verschiedenen Narkosemittel erörtern.

Wie ist die Wirkung der halogenierten Narkotica Halothan und Methoxyfluran auf den Energiestoffwechsel des Herzens?

Dudziak: Der Intermediärstoffwechsel ist der Energielieferant für eine ungestörte Arbeit des Herzens. Da der Herzmuskel seinen Energiebedarf nur aerob decken kann, muß jede Störung der Sauerstoffaufnahme oder Sauerstoffverwertung eine Störung des Intermediärstoffwechsels zur Folge haben. Dadurch wird sowohl die Contractilität und somit auch die Hämodynamik, als auch die Anoxietoleranz wesentlich beeinflußt. Es muß dabei vorausgesetzt werden, daß aufgrund von zahlreichen experimentellen Ergebnissen die Berechtigung besteht, an eine primäre Beeinflussung des Herzstoffwechsels durch Anaesthetica zu glauben. Daraus ergibt sich, daß der „verminderte myokardiale Energiebedarf“ während der Narkose mit Halothan oder Methoxyfluran das Ergebnis dieser stoffwechselspezifischen Wirkung von beiden Anaesthetika ist. Da zwischen dem Sauerstoffverbrauch des Herzens und seiner Leistung eine enge Korrelation besteht, muß die „negativinotrope“ Wirkung der beiden Anaesthetica als die Folgeerscheinung des verminderten Herzstoffwechsels gedeutet werden.

Der Grad der Senkung des Sauerstoffverbrauches des Herzens ist bei Halothan und Methoxyfluran von der jeweiligen Blutkonzentration der beiden Anaesthetica abhängig. Halothan setzt den Sauerstoffverbrauch des Herzens stärker herab als Methoxyfluran.

Betrachtet man die Senkung des O_2-Verbrauches von dem Standpunkt der Ischämietoleranz aus und somit von der Wiederbelebbarkeit des Herzens, so interessiert vor allem der Stoffwechsel, der für die Erhaltung von Struktur und Funktion der wichtigsten energiereichen Phosphate: Phosphokreatin und Adenosintriphosphat, wichtig ist. Sowohl für Halothan als auch für Methoxyfluran wurden nahezu gleiche Befunde erhoben, wobei die Hypoxietoleranz des Herzens bei beiden Anaesthetica etwa um Faktor 3 größer war als während einer Ketamin- oder Pentobarbital-Narkose (Einzelheiten s. P. G. SPIECKERMANN et al.: Z. prakt. Anästh. **5**, 365 (1970) und U. BRAUN et al.: Anaesthesiekongreß Zürich 1971, [im Druck]).

Lawin: Ist die Anwendung von Halothan bei latenter bzw. rekompensierter Herzinsuffizienz indiziert?

Dudziak: Eine direkte depressive Wirkung von Halothan auf das Herz kann heute als unbestrittene Tatsache angenommen werden. Untersuchungen an isolierten Herzpräparaten haben in den letzten Jahren immer deutlicher gezeigt, daß sich die Wirkung von Halothan durch eine allmähliche Abnahme des Aktionspotentials ohne Änderung der Höhe der Reizschwelle auszeichnet. Da eine solche Abflachung des Aktionspotentials auf Störungen *der ionalen Erregungsbildung* schließen läßt, ist zu vermuten, daß hier einer der Wirkungsorte des Halothan zu suchen ist.

Patienten mit einer latenten bzw. rekompensierten Herzinsuffizienz zeichnen sich durch wesentliche Veränderungen des Gesamtgehaltes der an der ionalen Erregungsbildung entscheidend beteiligten Ionen, des Kaliums und des Natriums, aus. Infolge einer lang andauernden Therapie mit Diuretica ist bei den meisten Patienten der totale Kaliumgehalt des Körpers, vor allem sein intrazellulärer Anteil, vermindert. Der Aldosteronspiegel, und damit die Natriumrückresorption, ist dagegen erhöht.

Die von Halothan verursachte Verlängerung der Systole- und auch der Diastole-Dauer führt einerseits zu einem Blutdruckabfall und andererseits zu einer Erhöhung des enddiastolischen Druckes beider Ventrikel. Eine Digitalisierung schützt den Herzmuskel nur in einem gewissen Maße vor dieser Wirkung des Halothans. Zwar nehmen die Contractionskraft als auch die Herzarbeit pro Systole prozentual entsprechend weniger ab, der blutdrucksenkende Effekt wird jedoch weiter erhalten bleiben.

Aufgrund der besprochenen Tatsachen kann die Verwendung von Halothan bei latenter bzw. rekompensierter Herzinsuffizienz unter folgenden Bedingungen befürwortet werden:

1. Die Halothankonzentration soll nicht mehr als max. 0,75% in der Inspirationsluft betragen.
2. Der Patient sollte voll digitalisiert sein.
3. Der Kaliumspiegel im Serum muß schon vor der Narkose normalisiert werden.
4. Eine Aldactone-Therapie sollte einige Tage vor der Narkose eingeleitet werden.

Lawin: Ist das intravenös wie auch intramuskulär applizierbare Ketamin, das zur Anaesthesie bei Patienten im höheren Lebensalter zunehmend angewandt wird, auch geeignet für Patienten mit Coronarsklerose? Wenn nicht, würde die Anwendung bei älteren Patienten nur sehr begrenzt sein, oder?

Dudziak: Legt man als Diskussionsbasis die vorliegenden tierexperimentellen Ergebnisse (J. W. Gethemann et al., D. Kettler, H. Sonntag et al., K. Peter et al: Referate auf dem II. Ketamin-Symposium Mainz 1972 [im Druck]) zugrunde, so müßte man von der Anwendung des Ketamin bei älteren Patienten abraten. Der Grund dafür liegt in der Erhöhung des O_2-Verbrauches des Herzens und Einschränkung der Ischämietoleranz des

Herzens (GETHEMANN et al., KETTLER). Diesen Ergebnissen können neuerdings sehr ermutigende klinische Berichte von CORSSEN entgegengestellt werden (s. Diskussionsbeiträge CORSSEN, II. Ketamin-Symposium, Mainz 1972). CORSSEN berichtete über klinische Erfolge mit Ketamin als alleiniges Narkosemittel bei By-pass-Operationen an Herzkranzgefäßen. Einige dieser Patienten befanden sich vor der Operation in äußerst kritischer kardialer Situation und überstanden den Eingriff einwandfrei (persönliche Mitteilung).

Meine augenblickliche Meinung zu diesem Problem läßt sich in 2 Punkten zusammenfassen:

1. Alterspatienten sind keine optimale Patientengruppe für die Anwendung von Ketamin.

2. Solange die besprochenen Unterschiede zwischen den tierexperimentellen und den klinischen Ergebnissen nicht deutlich geklärt bzw. durch größeres Zahlenmaterial belegt sind, sollte das Ketamin bei diesen Patienten nur äußerst vorsichtig angewandt werden.

Lawin: Um die Blutungsneigung im Operationsgebiet einzuschränken, wird vielfach eine kombinierte Kochsalz-Adrenalin-Lösung lokal injiziert, z. B. bei Hals-Nasen-Ohren-ärztlichen Eingriffen. Warum ist bei diesem Vorgehen auf die Anwendung von Halothan als Narkosemittel zu verzichten?

Dudziak: Der wichtigste Grund dafür ist die Tatsache, daß das Halothan das Myokard gegen Adrenalin sensibilisiert, wodurch es über ektopische Erregungsbildung (Extrasystolen) zu Kammerflimmern kommen kann. Die wahrscheinlichen Mechanismen dieses Phänomens wurden in meinem Referat kurz besprochen. Ich bin jedoch nicht der Meinung, daß bei der Anwendung des Adrenalins zur Lokalanaesthesie auf das Halothan als Anaestheticum generell verzichtet werden muß. Wichtig ist vielmehr, daß die Halothankonzentration nicht höher als 0,5% gewählt wird. Dann nämlich sind die Gefahren für die Entstehung von Herzrhythmusstörungen gering. Auf die Möglichkeit einer Vorbeugung bzw. Behandlung dieser Störung mit β-Receptoren-Blockern sollte noch hingewiesen werden (JOHNSTONE, M.: Brit. J. Anaesth. **38**, 516 (1966). SUDMEYER, W., SCHILLING, K.: Z. prakt. Anästh. **5**, 104 (1970); dort auch weitere Literatur).

Lawin: Die Neuroleptanalgesie ist eine weitverbreitete und vielgeübte Anaesthesie-Methode. Sie sind in Ihrem Referat auf die Neuroleptanalgesie nicht besonders eingegangen. Können Sie hierzu noch einige wichtige Bemerkungen machen, insbesondere in welcher Weise die Stoffe der NLA auf Herz und Kreislauf einwirken?

Dudziak: Darf ich zuerst davon ausgehen, daß sich Ihre Frage auf die „klassische" Form der Neuroleptanalgesie bezieht, so wie sie in den 60iger

Jahren in Deutschland, insbesondere durch HENSCHEL, eingeführt und gelehrt wurde?

Inzwischen wurde diese elegante Methode der Anaesthesie derart modifiziert, bzw. mit anderen Techniken kombiniert, daß selbst scharfe Beobachter der angewandten Anaesthesiologie hier den Überblick beinahe verloren haben. Wie Sie wissen, benötigt man zur Durchführung einer NLA zwei Medikamente, das Neurolepticum Dehydrobenzperidol und das stark wirksame Analgeticum Fentanyl. Das Dehydrobenzperidol ist zudem ein α-Receptoren-Blocker und kann in einer höheren Dosierung über den Mechanismus der peripheren Vasodilatation zu einem Blutdruckabfall und Tachykardie führen.

Was die Wirkung von der NLA auf den Stoffwechsel des Herzens anbetrifft, so sind wir der Meinung, daß diese Form der Anaesthesie einen stimulierenden Effekt ausübt. Das Verhalten der Coronardurchblutung ist bei der Anwendung dieser Methode nicht hinreichend untersucht worden. Sicher ist der positiv-inotrope Effekt der NLA, was insbesondere in der vielgerühmten „Stabilität der kardiovasculären Verhältnisse" während der Operation zum Ausdruck kommt.

Lawin: Ein besonderes Anaesthesierisiko bieten die Patienten mit Hypertonus, die mit Antihypertensiva vorbehandelt sind. Sollen diese Medikamente vor dem operativen Eingriff in Narkose abgesetzt oder bis zum Operationstag weitergegeben werden?

Dudziak: Das Thema „Narkose beim behandelten Hypertoniker" ist außerordentlich umfangreich, so daß ich nicht in der Lage bin, in wenigen Sätzen eine präzise Antwort auf die mir gestellten Fragen zu geben. Hier gibt es genug Stoff für einen neuen Vortrag.

Zunächst möchte ich feststellen, daß Narkoseprobleme bei Hypertonikern, in Abhängigkeit von der Art des angewandten Antihypertensivum, verschieden sein können. Die Rauwolfia-Alkaloide (Serpasil), Guanethidine (Ismelin), Alpha-Methyl-Dopa-Präparate (Presinol), Clonidine (Catapresan), Hydralazine (Nepresol) u. a. besitzen verschiedene Angriffspunkte, wodurch auch mit verschiedenen Reaktionen des Kreislaufes auf eine Narkose zu rechnen ist. Außerdem sind die Kreislaufreaktionen von der Art der angewandten Narkosemittel abhängig. Bei Kenntnis der Pharmakodynamik dieser Stoffe besteht bei einem Hypertoniker keine Notwendigkeit, die von ihm benötigten Medikamente vor der Narkose abzusetzen. Die Hauptgefahren der Narkose, die im wesentlichen in der Herabsetzung der Herzmuskelcontractilität, Blutdruckabfall sowie einer ausgeprägten Bradykardie liegen, lassen sich durch die Wahl eines entsprechenden Anaestheticum, vorsichtige bis mäßige Dosierung sowie medikamentöse Unterstützung (Noradrenalin) sehr gut vermeiden bzw. beherrschen. Eine sorgfältige

Volumensubstitution während der Operation spielt dabei eine wesentliche Rolle, da diese Patienten sehr empfindlich bereits auf geringe Volumenverluste reagieren.

Lawin: Herr KLOSE, in Ihrem Referat haben Sie die Pathophysiologie des Schocks mit seinen wichtigsten Kriterien geschildert. Gerade bei diesem Krankheitsbild gibt es Parameter, deren Erfassung eine gezielte Therapie gestatten. Aus der Vielzahl der Möglichkeiten wird welche Mindestdiagnose bei Patienten im Schock gefordert, die sich einer Notoperation unterziehen müssen? Hier meine ich nicht Patienten, die perakut vital bedroht sind, sondern solche mit Ileus, Peritonitis, Mehrfachtraumen etc.

Klose: Die Mindestdiagnostik beim Schockpatienten muß Maßnahmen umfassen, die Auskunft über die Situation im Bereich der Mikrozirkulation geben und das Ausmaß bereits eingetretener metabolischer Störungen erkennen lassen. Alle Maßnahmen müssen ohne großen apparativen und zeitlichen Aufwand durchführbar sein. Mit einem Blick kann an der *Hautbeschaffenheit* die Zentralisation erkannt werden. Der verminderte Hautturgor läßt eine Hypovolämie infolge Dehydration vermuten. Die exakte Messung der stündlichen *Harnausscheidung* ist unerläßlich. Jeder Schockpatient muß einen Blasenkatheter erhalten. Von besonderem Wert – nicht nur für die Diagnostik, sondern auch für die Beurteilung therapeutischer Maßnahmen – ist die Kontrolle des *zentralen Venendruckes*. Die Behandlung eines Schwerkranken, bei dem sich sowohl hämodynamische als auch kardiale Probleme stellen, ist ohne Kenntnis des ZVD kaum noch vertretbar. *Arterieller Blutdruck*, *Pulsfrequenz* und Berechnung des *Schockindex* gehören ebenfalls zur Mindestdiagnostik. *Hämoglobingehalt*, *Hämatokrit* und *Erythrocytenzahl* lassen zumindest in der Akutphase des hämorrhagischen Schocks keinen Rückschluß auf den erlittenen Volumenverlust zu. Bei den häufig zunächst maskierten chronischen Schockzuständen infolge Wasser- und Plasmaverlust besitzen diese Parameter zur Abschätzung der Hämokonzentration jedoch eine ganz entscheidende Bedeutung. Einblick in die metabolischen – aber auch respiratorischen – Störungen gewinnt man rasch durch die Bestimmung des *Säure-Basen-Status*. Auch wenn aufgrund der Dynamik des Schockgeschehens zur exakten Beurteilung der Schocksituation Verlaufsbeobachtungen erforderlich sind, so kann in Notfällen doch die einmalige Bestimmung einiger weniger Parameter schon hinreichend Auskunft über die Schwere des Schocks geben und die erforderlichen therapeutischen Maßnahmen anzeigen.

Lawin: Welche diagnostischen Möglichkeiten haben wir zur Erkennung der Stagnationshypoxie:

a) klinische Zeichen

b) Laborwerte?

Klose: Für die Hypoxidose im Schock sind mehrere Faktoren verantwortlich zu machen:

1. die Stagnationshypoxie
2. die anämische Hypoxie infolge Erythrocytenmangels und
3. die anoxische Hypoxie durch pulmonale Störungen.

Die Stagnationshypoxie ist Zeichen einer vermehrten Sauerstoffausschöpfung infolge der verminderten Kapillarperfusion. Es handelt sich also um eine venöse Hypoxie. Ein in jedem Fall zuverlässiges klinisches Zeichen gibt es nicht. Eine Cyanose, die auch bei einer anoxischen Hypoxie auftritt, wird erst sichtbar, wenn mehr als 5 g reduziertes Hb pro 100 ml Blut vorhanden sind. Ein anämischer Patient braucht daher trotz erheblicher Sauerstoffuntersättigung keine Cyanose aufweisen. Die Stagnationshypoxie ist allgemein durch einen erheblichen Abfall der venösen Sauerstoffsättigung charakterisiert. Da die arteriellen Blutgaswerte – zumindest in der Frühphase des Schocks – im Normbereich liegen, resultiert eine Zunahme der AVD-O_2 von normal 25% auf Werte bis zu 50%. Auch die metabolische Acidose infolge anärober Glykolyse ist Ausdruck der Stagnationshypoxie.

Bestimmte Formen des septischen Schocks gehen jedoch mit einer erniedrigten AVD-O_2 einher, gleichzeitig besteht aber eine Lactat-Acidose als Ausdruck einer verminderten Kapillarperfusion. Wahrscheinlich wird über eröffnete a.v.-Anastomosen das Blut an den nutritiven Gefäßen vorbeigeleitet.

Lawin: Welche Laborwerte weisen auf eine Verbrauchskoagulopathie hin und welche Behandlungsmaßnahme ist sofort einzuleiten?

Klose: Unter Verbrauchskoagulopathie verstehen wir nach Lasch die klinische Manifestation einer hämorrhagischen Diathese infolge eines Aufbruchs des Gerinnungspotentials. Es handelt sich um einen kombinierten thrombocytär-plasmatischen Gerinnungsdefekt. Sekundär kommt es kompensatorisch zu einer Aktivierung des Fibrinolysesystems.

Ursache ist immer eine disseminierte intravasale Gerinnung, die je nach Schockform durch verschiedene Faktoren induziert werden kann. Der Prozeß verläuft in mehreren Phasen. In der Initialphase besteht eine Hyperkoagulabilität. Die dritte Phase – die Defibrinierungsphase – ist durch eine völlige Ungerinnbarkeit gekennzeichnet. Durch eine reaktive Hyperfibrinolyse kann der Hämostasedefekt verstärkt werden. Bei der Diagnostik wird man diesen phasenartigen Verlauf berücksichtigen und entsprechende Verlaufsbeobachtungen fordern müssen. Die Hyperkoagulabilität der *Initialphase* läßt sich durch eine Verkürzung der Gerinnungszeit und der partiellen Thromboplastinzeit (PTT) nachweisen (Faktor V und VIII zeigen eine Aktivitätssteigerung). Das Thrombelastogramm zeigt eine Verkürzung der r- und k-Zeit. Der Äthanoltest kann positiv ausfallen.

Die *Verbrauchsphase* ist durch eine Thrombocytopenie, Hypofibrinogenämie und eine Verlängerung der Gerinnungs-, partiellen Thromboplastin- sowie Thromboplastin-Zeit gekennzeichnet. Es liegt ein Aktivitätsverlust aller thrombinsensiblen Faktoren (V, VIII, XIII) vor. Der Äthanoltest ist positiv. Bei sekundärer Fibrinolysesteigerung ist die Thrombinzeit verlängert, die Euglobulin-Lysezeit verkürzt. In der *Defibrinierungsphase* besteht eine völlige Ungerinnbarkeit des Blutes in allen Untersuchungsmethoden.

Die therapeutischen Maßnahmen umfassen einerseits die Verhinderung und Unterbrechung der intravasalen Gerinnung, andererseits die Behebung des Hämostasedefektes durch Substitution. Im Stadium der Hyperkoagulabilität und der beginnenden Verbrauchsphase beim hämorrhagischen Schock läßt sich die Gerinnungsstörung allein durch eine adäquate Volumensubstitution aufheben, wie die Untersuchungen von HARDAWAY belegen. Durch Heparin läßt sich der gesteigerte Umsatz von Gerinnungsfaktoren und Thrombocyten aufhalten und eine Mikrothrombosierung verhindern. Eine prophylaktische Heparinisierung ist bereits beim Verdacht auf einen septischen Schock gerechtfertigt. Die Dosis sollte 30000 E Heparin über 24 Std im Dauertropf betragen. Blutungen sind nicht zu erwarten. Als Kontrolle dient die Thrombinzeit, die auf das dreifache gesteigert sein sollte. Eine Substitution mit Gerinnungsfaktoren ist, falls überhaupt notwendig, erst nach voll wirksamer Heparintherapie angezeigt, da anderenfalls die intravaskuläre Gerinnung verstärkt werden kann. Die Substitution erfolgt mit Frischblut, Frischplasma, PPSB und Cohn-I-Fraktion.

Lawin: Herr STOECKEL, gerade bei alten Patienten treffen wir oft einen latenten Diabetes mellitus an. Welche diagnostischen Maßnahmen sind vor einem operativen Eingriff in Narkose in diesem Zusammenhang unbedingt zu treffen, um die Narkose- und Operationsfähigkeit beurteilen zu können?

Und gleich zur Therapie-Konsequenz: Wie sollte ein Diabetiker zur Operation eingestellt werden? Ist in jedem Fall die orale Therapie abzusetzen oder sollte, wenn möglich, die in der Praxis durchgeführte Einstellung weitergeführt werden?

Stoeckel: Zunächst ist grundsätzlich abzuklären, was unter einem latenten Diabetes zu verstehen ist. Nach der WHO-Definition handelt es sich um Patienten, bei denen nur mit Hilfe des Cortisol-Glucosetoleranztests die Diagnose gestellt werden kann. Die Forderung, diesen Test routinemäßig durchzuführen, erscheint irrelevant. Die Frage zielt sicher auf die relativ häufigen asymptomischen, subklinischen Fälle von Diabetes mellitus ab, die keine Glucosurie und Hyperglykämie aufweisen. In Anbetracht der Häufigkeit dieser Fälle sollte bei allen älteren Patienten, insbesondere bei Übergewichtigen und bei einer diesbezüglichen Familienanamnese, eine Diabetes-Screening-Methode durchgeführt werden, die neben einem Urinzucker-Nachweis (mit Teststreifen) eine postprandiale Bestimmung des Blutzuckers (60 min nach einer Mahlzeit) – diese hat einen höheren Aussagewert als der Nüchtern-Blutzucker – beinhalten sollte.

Die präoperative Kenntnis eines echten latenten, ebenso wie eines asymptomatischen, subklinischen Diabetes ist hinsichtlich der Beurteilung der Operations- und Narkosefähigkeit deshalb wichtig, weil diese „leichten" Fälle unter Streß-Situationen (Operation, Infektion, Trauma, Narkose) manifest werden und damit rechtzeitig therapiert werden müssen. Ein erhöhtes Risiko besteht außerdem immer aufgrund der hohen Frequenz an arteriosklerotischen Komplikationen, wie z. B. Coronar- und Cerebralsklerose (Myokardinfarkt, Apoplexie).

Das Problem der peroperativen Behandlung des Diabetes ist natürlich ein sehr umfangreicher Komplex, der von einer Reihe von Faktoren abhängig ist. Stark vereinfachend kann etwa folgendes Vorgehen empfohlen werden:

I. *Altersdiabetes*

1. *nicht insulinabhängig* =	diätetisch mit Antidiabetica eingestellt
bis Op-Tag:	Übliche Behandlung (Blutzuckerwerte bis 300 mg% nicht beunruhigend)
am Op-Tag:	Kein Antidiabeticum Keine Glucose Kohlenhydrate in üblicher Menge (nur Laevulose)
postoperativ:	Sobald orale Ernährung möglich, präoperative, antidiabetische Therapie
2. *schwere Fälle* =	hohe Antidiabeticum-Dosis oder schlechte orale Einstellung (Blutzuckerwerte um 300 mg%)
am Op-Tag:	mehrere kleine Dosen Alt-Insulin (3–5mal 8–12 Einheiten i.m.)
II. *Juveniler Diabetes* =	insulinabhängig!
präoperativ:	eingestellt auf Depot-Insulin
am Op-Tag:	*Methode A (gut eingestellte Fälle)* a) Hälfte der Morgen-Dosis Depot-Insulin b) weiter nach Urinzuckerkontrolle 2–4 stündlich bei Glucotest-Streifen wie folgt:

0 →	Glucose im Tropf	
+ (0,1 %)	0 Einheiten	Alt-Insulin + Laevulose
++ (0,25%)	4 Einheiten	
+++ (0,5 %)	8 Einheiten	
++++ (2,0 %)	12 Einheiten	

oder am Op-Tag:	*Methode B (schlecht eingestellte Fälle)*
	150% der Depot-Insulin-Dosis Alt-Insulin verteilt auf 4–6 Injektionen *i.m.* Korrektur nach Blutzucker (u. Aceton) Besondere Beachtung einer Acidose!
postoperativ:	Mit oraler Ernährung Umstellung auf Depot-Insulin und Blutzucker-Kontrolle.

Lawin: Herr Kronschwitz, die Leber ist das Organ, das die meisten für die Anaesthesie notwendigen Stoffe verarbeiten muß. So wurden – wie Sie alle wissen – früher die Barbiturate als leberschädigend angesehen, heute dagegen als den Leberstoffwechsel stimulierend. Die Diskussion um eine etwaige Leberschädigung durch Halothan ist noch immer im Gang. Auf jeden Fall sollten Patienten mit früheren Lebererkrankungen eingehend untersucht werden, um die für sie sinnvollste Narkosemethode auswählen zu können. Welche Befunde sollten durch die Labordiagnostik vor Narkose und Operation bekannt sein, wenn ein Patient mit einer früher durchgemachten Hepatitis operiert werden soll?

Kronschwitz: Wir verlangen neben einer gezielten Anamnese (Hepatitis-Recidive, Diät, Alkoholverträglichkeit) und einer klinischen Untersuchung (Palpationsbefund der Leber) folgende Laborbefunde: SGOT, SGPT, AP, Bilirubin im Serum, Gesamt-Eiweiß und Elektrophorese, Gerinnungsstatus.

Lawin: Welche Konsequenzen können aufgrund der pathologischen Laborwerte hinsichtlich der Indikation für bestimmte Anaesthesie-Methoden und -Mittel gestellt werden?

Kronschwitz: Bei pathologisch erhöhten Serumtransaminasen vermeiden wir grundsätzlich Äther und Halothan und verabreichen eine NLA. Wir tun das noch immer, auch aus Gründen der Verantwortung für nachgeordnete Anaesthesisten, obwohl wir wissen, daß es nach vielen neueren Untersuchungen nicht weiter gerechtfertigt ist, allein bzw. ausschließlich Halothan bei einem operativen Eingriff in Narkose als *das* lebergefährdende Agens anzusehen. Wir achten auf stabile Kreislaufverhältnisse, wir verabreichen sauerstoffreiche Gasgemische, wir bevorzugen membranstabilisierende Muskelrelaxantien vom Typ des Curare. Bei Hypoproteinämie dosieren wir jede Art von Muskelrelaxans niedriger und eher nach Wirkung als nach Erfahrungswerten in mg/kg KG, wie man sie in Publikationen findet.

Lawin: Welche diagnostischen Kriterien, die auf Störungen der Leberfunktion hinweisen, setzen eine Kontraindikation für die Anwendung von Phenothiazinen in der Prämedikation?

Kronschwitz: Bei einer Schädigung der Leber durch Phenothiazine kommt es klinisch und pathohistologisch zum Bild der intrahepatischen Cholestase mit vorwiegender Störung der hepatobiliären Sekretionsfunktion und der Zellintegrität. Entsprechend sind Bilirubin, Transaminasen und AP im Blutserum erhöht. Besonders die ungleich höheren AP- gegenüber den Transaminasen-Werten sprechen für eine Cholestase, die wir als Kontraindikation für die Anwendung von Phenothiazinen, nicht aber Diazepam (Valium) in der Prämedikation ansehen.

Lawin: Sind grundsätzlich Pseudocholinesteraseteste vor der Narkose, für die depolarisierende Muskelrelaxantien verwendet werden, indiziert?

Kronschwitz: Es soll noch einmal ausdrücklich darauf hingewiesen werden, daß die Bestimmung der Pseudocholinesterase-Aktivität vor jeder Narkose mit Suxamethonium-Anwendung als nicht erforderlich angesehen wird. Das relativ seltene Auftreten einer verminderten Pseudocholinesterase-Aktivität, das sehr seltene Vorkommen der atypischen Pseudocholinesterase und die Möglichkeit, das fehlende Suxamethonium-spaltende Enzym durch das sicher wirkende Präparat Serum-Cholinesterase (Beringwerke, Marburg) zu substituieren, können bei der Häufigkeit der Suxamethonium-Anwendung nicht den großen Aufwand an Labortests (Bestimmung der Pseudocholinesterase-Aktivität und der Dibucain-Zahl) rechtfertigen.

Lawin: Ist die erhöhte CPK ein ausreichender Hinweis dafür, daß Suxamethonium oder Succinylcholin nicht angewendet werden sollten, um eine eventuell eintretende maligne Hyperthermie zu vermeiden?

Kronschwitz: Eine erhöhte CPK kann nicht nur bei der genetisch bedingten Muskelerkrankung beobachtet werden, bei der es nach Anwendung von Muskelrelaxantien (Suxamethonium, Decamethonium, Gallamine, Curare) oder Inhalationsnarkotica, wie Äther, Zyklopropan, Methoxyfluran, Halothan, zur „malignen Hyperthermie mit Hyperrigidität" kommt, sondern auch nach einem Herzinfarkt, nach größeren Muskelquetschungen, ja schon nach einer außergewöhnlichen körperlichen (= muskulären) Anstrengung. Das muß man ausschließen. Deshalb ist die Anamnese von ausschlaggebender Bedeutung, wie ja in den meisten Fällen der Weg zum abnormen Enzymbefund über die Anamnese führt: Skelettmuskelerkrankungen beim Patienten oder einem seiner Blutsverwandten, frühere Narkosezwischenfälle beim Patienten oder einem seiner Blutsverwandten, die als „maligne Hyperthermie mit Hyperrigidität" gedeutet werden könnten oder völlig obskur sind. Dann allerdings wäre für mich der Befund einer erhöhten CPK ausreichend, den Patienten von der Anwendung der obengenannten Inhalationsnarkotica und Muskelrelaxantien auszuschließen und ihn einer Lokalanaesthesie oder einer modifizierten NLA zuzuführen, bei der die Muskelentspannung durch einen (Nerven-)Leitungsblock erzielt wird.

Lawin: Da alle Narkosemittel einen negativen Effekt unterschiedlichen Ausmaßes an den Nieren ausüben, sind welche diagnostischen Methoden vor Narkose und Operation unerläßlich, um präoperativ bestehende Nierenschädigungen auszuschließen?

Kronschwitz: Wir haben nach einer Allgemeinanaesthesie und Operation immer eine manifeste Niereninsuffizienz zu fürchten, wenn wir präoperativ eine latente Niereninsuffizienz übersehen haben. Die Bestimmung der täglichen Harnmenge reicht nicht aus, sondern Harnosmolalität, Eiweißausscheidung im Harn, Harnsediment, Serumkreatinin und Blutdruck zu bestimmen, sind für eine pränarkotische Nierendiagnostik außerdem – mindestens – zu fordern (s. Abb. 3 im Kapitel „Niere und Leber").

Lawin: Worin liegt die Bedeutung nicht nur einer volumenmäßig optimalen, sondern auch einer mit Elektrolyten angereicherten Infusionslösung während und nach der Operation?

Kronschwitz: Für die Filtrations- und Resorptionsvorgänge in der Niere ist das Na^{+}-Ion von ausschlaggebender Bedeutung. Werden z. B. ausschließlich elektrolytfreie Lösungen zugeführt, kommt es zur Dehydration und damit über den Weg der Hypovolämie und der Hämokonzentration zu einer Verminderung der Harnsekretion und schließlich zur Niereninsuffizienz, besonders wenn die renale Regulationsfähigkeit durch Operation und Allgemeinanaesthesie eingeschränkt wird.

Lawin: Herr HERDEN, viele Patienten kommen zu uns in die Klinik, die seit längerer Zeit regelmäßig Laxantien oder Diuretica nehmen. Durch beide Medikamentenarten wird der Stoffwechsel beeinflußt. Welche diagnostischen Maßnahmen sind hinsichtlich der Beurteilung der Narkose- und Operationsfähigkeit in diesem Zusammenhang zu treffen?

Herden: Beide Pharmakagruppen können global gesehen aufgrund ihrer Nebenwirkungen zu vergleichbaren Störungen führen. Sie beeinflussen den Wasser- und den Elektrolythaushalt infolge vermehrter Wasser- und Elektrolytverluste.

Schwerwiegende Kalium-, Natrium- und Wasserverluste durch Laxantien treten jedoch nur auf nach echtem Abusus bei chronischem Gebrauch überhöhter Dosen, die zu Diarrhöen führen. Sie können jedoch unter diesen Bedingungen exzessiv sein und zu Darmatonien und Muskelschwäche führen, da die Kaliumkonzentration der Darmsekrete beträchtlich über der des Serums liegen kann.

Unter Diureticabehandlung sind Störungen im Wasser- und Elektrolythaushalt häufiger und schon bei normaler Dosierung zu beachten, wenngleich auch die Nebenwirkungen der heute gebräuchlichsten Diuretica der Benzothiadazinderivate, zu denen auch das Furosemid zählt, im Vergleich zu anderen Gruppen geringer sind. Die schwerstwiegende Nebenwirkung der Saludiuretica ist der Kaliumverlust mit möglicher Ausbildung einer schweren Hypokaliämie.

Darüber hinaus kann es besonders bei zu rascher und starker Entwässerung zur Hämokonzentration kommen. Durch gleichzeitige vermehrte Natriumverluste entwickelt sich eine isotone oder hypotone Dehydration, die hypotone Dehydration dann, wenn im Dienste der Volumenregulation Wasser retiniert wird.

Bei Anwendung von Carboanhydrasehemmern (Acetozolamid) werden neben Natriumionen, Kaliumionen und Wasser vermehrt Bicarbonationen ausgeschieden, wodurch im Organismus eine metabolische Acidose entsteht, die therapeutische Konsequenzen haben kann.

Um nach Laxantien- und Diureticatherapie die Narkose- und Operationsfähigkeit beurteilen zu können, sind somit alle diagnostischen Maßnahmen erforderlich, die eine Beurteilung des Wasser- und Elektrolythaushaltes und im speziellen Fall des Säure-Basenstatus ermöglichen. Es sind vor allem das Serumionogramm, das mittlere Erythrocytenvolumen (MZV), die mittlere Hämoglobinkonzentration des Erythrocyten (MCHC) und die arterielle Blutgasanalyse.

Lawin: Herr Oehmig, Sie haben in Ihrem Referat sehr anschaulich dargestellt, daß heutzutage vieles meßbar ist während operativer Eingriffe in Narkose. Welche Parameter würden Sie aber für unerläßlich halten, auch schon hinsichtlich etwaiger juristischer Konsequenzen?

Oehmig: Hierzu kann ich mich sehr kurz fassen.

In tabellarischer Form, geordnet nach ihrer Wertigkeit würde ich folgende Größen als besonders wichtig erachten:

1. Pulszahl pro Minute („Pulsfrequenz") evt. gleichzeitige Beobachtungsmöglichkeit der z. B. photoelektrisch abgetasteten Pulswelle.
2. Der systolische und diastolische Blutdruck.
3. Das Atemminutenvolumen (hierzu erforderlich: Volumeter und Stopuhr).

4. Atemzüge pro Minute („Atemfrequenz")
5. Beatmungsdrucke (Beatmungsdruckmesser)
6. End- exspiratorische CO_2-Konzentration (URAS-M)
7. EKG-Beobachtung auf dem Schirm eines Oszilloskops.
8. O_2-Konzentration, exspiratorisch.

Die EKG-Beobachtung (Position 7) ist dann von besonderer Bedeutung, um beobachtete Pulsschwankungen (Position 1) richtig beurteilen zu können (Bigeminus, Vorhofflattern etc.).

Schlußwort

Von **P. Lawin**

In den Referaten und in der Podiumsdiskussion wurde der derzeitige Stand über die diagnostischen Voraussetzungen vermittelt, die erst eine optimale Anaesthesie ermöglichen. Bei der präoperativen Diagnostik ist der Anaesthesist auf eine enge Zusammenarbeit mit den Fachkollegen der anderen Disziplinen, insbesondere dem Internisten, dem Laborarzt und dem Röntgenologen angewiesen. Diese Zusammenarbeit begrüßen wir sehr; wir erwarten möglichst viele, mindestens aber einige für die Auswahl der Anaesthesiemittel und -methode und für die Narkoseführung aussagekräftige Werte aus der Diagnostik. Aus diesen Parametern die Narkosefähigkeit zu beurteilen, ist aber nur *Aufgabe des Anaesthesisten*. In vielen Fällen wäre schon ein informatorisches Kontaktgespräch des in die Klinik einweisenden Arztes mit dem Anaesthesisten wünschenswert, um bereits vor der Einweisung in die Klinik eine sinnvolle präoperative Vorbereitung zu verabreden bzw. eine entsprechende Behandlung durchzuführen. Hierdurch könnte auch der Klinikaufenthalt der Patienten verkürzt werden.

Narkosezwischenfälle sind stets ein dramatisches Ereignis; haben diese einen tödlichen Ausgang, erregen sie stets öffentliches Interesse und werden in der Presse ausführlich dargestellt. Narkosezwischenfälle wird es immer wieder geben, da die Wirkungen unserer Medikamente auf die verschiedenen Organsysteme unserer Patienten nicht hundertprozentig voraussehbar sind. Sie können aber in der Häufigkeit ihres Auftretens erheblich eingeschränkt werden durch eine verbesserte und erweiterte präoperative Diagnostik und eine entsprechend optimale Vorbereitung des Patienten zum operativen Eingriff in Narkose. Wer auch immer eine Narkose, also eine limitierte Intoxikation durchführt, hat die Verpflichtung, exakte Befunde des Patienten vorher zu erheben.

Diese Voraussetzungen zu betonen und nochmals zu fordern, also auch die anaesthesiologischen Gesichtspunkte vor einem operativen Eingriff in Narkose hervorzuheben, sollte der Sinn dieser wissenschaftlichen Sitzung sein.

Zusammenfassung

Zu den wesentlichen Fortschritten der letzten Jahre in der operativen Medizin gehört, daß kaum noch ein Patient als „nicht operationsfähig" angesehen wird. Nebenerkrankungen und Alter des Patienten stellen heute nur noch mit wenigen Ausnahmen eine Kontraindikation für eine Anaesthesie und damit für den operativen Eingriff dar.

Die Lungenfunktion kann bereits beim Lungengesunden während und nach dem operativen Eingriff beeinträchtigt sein. Intra operationem können Funktionsstörungen der Lunge weitgehend durch die modernen Anaesthesieverfahren kompensiert werden. Die eigentliche Gefährdung stellen sie für den Patienten in der postoperativen Phase dar. Durch prä- und postoperative Behandlung ist das Risiko wesentlich zu senken.

Herzerkrankungen sind heute keine Kontraindikation für eine optimale Narkose. Selbst bei manifester Herzinsuffizienz ist eine Narkosefähigkeit mit speziellen Anaesthesieverfahren als gegeben anzusehen, wenn die Operation aus vitaler Indikation durchgeführt werden muß.

Dagegen ist der Schock, das hämodynamische Versagen, als schwerwiegender Risikofaktor anzusehen. Mit zunehmender Schockdauer müssen auch metabolische Veränderungen berücksichtigt werden. Trotzdem bieten sich im Schock besonders Narkotica und andere Substanzen, die die periphere Vasoconstriction bei der Zentralisation aufzuheben vermögen, als Teil unseres therapeutischen Prinzips mit Erfolg an.

Bei inadäquat vorbehandelten oder unbekannten endokrinen Erkrankungen können als Wechselwirkung mit der Anaesthesie lebensbedrohliche „Krisen" auftreten, die einer aufwendigen Intensivtherapie bedürfen. Da durch eine längere Vorbehandlung die Risiken einer Anaesthesie und Operation deutlich zu vermindern sind, ist in diesem Bereich die Kenntnis der Pathophysiologie der endokrinen Störung und die Therapie mit Hormonpräparaten besonders wichtig.

Leber- und Nierenerkrankungen erhöhen das Narkoserisiko nicht über die Maßen. Sie stellen keine Kontraindikation für eine Allgemeinanaesthesie dar, wenn Narkosemittel und -technik entsprechend gewählt werden.

Es ist notwendig, Störungen des Elektrolyt-, Wasser- und Säure-Basen-Haushaltes schon präoperativ zu erfassen und zu korrigieren, um vielfältige Funktionsstörungen an beinahe allen Organsystemen zu vermeiden.

Für die Sicherung einer guten Narkose ist eine peroperative Überwachung des Patienten erforderlich, die in diesen Fällen Blutdruck und Pulsfrequenz, Atemminutenvolumen und Atemfrequenz, Beatmungsdruck, endexspiratorische O_2- und CO_2-Konzentration und EKG-Aufzeichnung beinhalten sollte.

Summary

The most significant advance in operative medicine in recent years is the fact that scarcely any patient need now be considered "inoperable". Concomitant disease and the age of the patient today represent, with very few exceptions, no contra-indication for anesthesia, and hence for the operation.

Lung function, even in healthy lungs, can be impaired both during and after the operation. During the operation, disturbances of lung function can largely be compensated for by modern anesthetic procedures. The real danger for the patient appears in the post-operative phase. The risk can be considerably reduced by pre-operative and post-operative treatment.

Heart disease does not contra-indicate satisfactory anesthesia. Even where there is manifest cardiac insufficiency. The patient can be regarded as able to tolerate anesthesia with special procedures (NLA) when an operation must be performed to save life.

On the other hand, shock, or hemodynamic failure, is to be seen as a severe risk factor. With increasing duration of shock, metabolic changes must also be taken into consideration. Nevertheless, we have available as part of our therapeutic principle in particular narcotics and other substances that can successfully relieve peripheral vasoconstriction by acting on the central nervous system.

Where endocrine disease is present and has been inadequately treated or unknown beforehand, life-threatening „crises" which require expensive intensive therapy, may appear as reciprocal effects of the anesthesia. In such cases the risks of anesthesia and operation can be much reduced by a longer pre-treatment, so that here a knowledge of the pathophysiology of the endocrine disorder and its treatment with hormone preparations is particularly important.

Liver and kidney diseases do not unduly increase the risk of anesthesia. They do not represent a contraindication for general anesthesia provided the anesthetic and the technique are appropriate.

Disturbances of electrolyte, water and acid-base equilibrium must be found and corrected before the operation, otherwise are liable to occur multiple disorders of function in practically all organ systems.

To ensure its success, the patient must be monitored during the operation for blood pressure, pulse rate, respiratory minute volume and respiratory frequency, ventilation pressure, O_2 and CO_2 concentration at the end of expiration and ECG.

Anaesthesiologie and Resuscitation · Anaesthesiologie und Wiederbelebung

Anesthésiologie et Réanimation

Erschienene Bände:

1 Resuscitation Controversial Aspects. Chairman and Editor: Peter Safar

2 Hypnosis in Anaesthesiology. Chairman and Editor: Jean Lassner

3 Schock und Plasmaexpander. Herausgegeben von K. Horatz und R. Frey. Vergriffen.

4 Die intravenöse Kurznarkose mit dem neuen Phenoxyessigsäurederivat Propanidid (Epontol®). Herausgegeben von K. Horatz, R. Frey und M. Zindler

5 Infusionsprobleme in der Chirurgie. Herausgegeben von U. F. Gruber und M. Allgöwer

6 Parenterale Ernährung. Herausgegeben von K. Lang, R. Frey und M. Halmágyi

7 Grundlagen und Ergebnisse der Venendruckmessung zur Prüfung des zirkulierenden Blutvolumens. Von V. Feurstein

8 Third World Congress of Anaesthesiology

9 Die Neuroleptanalgesie. Herausgegeben von W. F. Henschel

10 Auswirkungen der Atemtechnik auf den Kreislauf. Von R. Schorer

11 Der Elektrolytstoffwechsel von Hirngewebe und seine Beeinflussung durch Narkotica. Von W. Klaus

12 Sauerstoffversorgung und Säure-Basenhaushalt in tiefer Hypothermie. Von P. Lundsgaard-Hansen

13 Infusionstherapie. Herausgegeben von K. Lang, R. Frey und M. Halmágyi

14 Die Technik der Lokalanaesthesie. Von H. Nolte

15 Anaesthesie und Notfallmedizin. Herausgegeben von K. Hutschenreuter

16 Anaesthesiologische Probleme der HNO-Heilkunde und Kieferchirurgie. Herausgegeben von K. Horatz und H. Kreuscher

17 Probleme der Intensivbehandlung. Herausgegeben von K. Horatz und R. Frey

18 Fortschritte der Neuroleptanalgesie. Herausgegeben von M. Gemperle

19 Örtliche Betäubung: Plexus brachialis. Von Sir Robert R. Macintosh und W. W. Mushin

20 Anaesthesie in der Gefäß- und Herzchirurgie. Herausgegeben von O. H. Just und M. Zindler

21 Die Hirndurchblutung unter Neuroleptanaesthesie. Von H. Kreuscher

22 Ateminsuffizienz. Von H. L'Allemand

23 Die Geschichte der chirurgischen Anaesthesie. Von Thomas E. Keys

24 Ventilation und Atemmechanik bei Säuglingen und Kleinkindern unter Narkosebedingungen. Von J. Wawersik

25 Morphinartige Analgetica und ihre Antagonisten. Von Francis F. Foldes, Mark Swerdlow, and Ephraim S. Siker

26 Örtliche Betäubung: Kopf und Hals. Von Sir Robert R. Macintosh und M. Ostlere

27 Langzeitbeatmung. Von Ch. Lehmann

28 Die Wiederbelebung der Atmung. Von H. Nolte

29 Kontrolle der Ventilation in der Neugeborenen- und Säuglingsanaesthesie. Von U. Henneberg

30 Hypoxie. Herausgegeben von R. Frey, K. Lang, M. Halmágyi und G. Thews

31 Kohlenhydrate in der dringlichen Infusionstherapie. Herausgegeben von K. Lang, R. Frey und M. Halmágyi

32 Örtliche Betäubung: Abdominal-Chirurgie. Von Sir Robert R. Macintosh und R. Bryce-Smith

33 Planung, Organisation und Einrichtung von Intensivbehandlungseinheiten am Krankenhaus. Herausgegeben von H. W. Opderbecke

34 Venendruckmessung. Herausgegeben von M. Allgöwer, R. Frey und M. Halmágyi

35 Die Störungen des Säure-Basen-Haushaltes. Herausgegeben von V. Feurstein

36 Anaesthesie und Nierenfunktion. Herausgegeben von V. Feurstein

37 Anaesthesiologie und Kohlenhydratstoffwechsel. Herausgegeben von V. Feurstein

38 Respiratorbeatmung und Oberflächenspannung in der Lunge. Von H. Benzer

39 Die nasotracheale Intubation. Von M. Körner

40 Ketamine. Herausgegeben von H. Kreuscher

41 Über das Verhalten von Ventilation, Gasaustausch und Kreislauf bei Patienten mit normalem und gestörtem Gasaustausch unter künstlicher Totraumvergrößerung. Von O. Giebel

42 Der Narkoseapparat. Von P. Schreiber

43 Die Klinik des Wundstarrkrampfes im Lichte neuzeitlicher Behandlungsmethoden. Von K. Eyrich

44 Der primäre Volumenersatz mit Ringerlactat. Von A. O. Tetzlaff. Vergriffen

45 Vergiftungen: Erkennung, Verhütung und Behandlung. Herausgegeben von R. Frey, M. Halmágyi, K. Lang und P. Oettel

46 Veränderungen des Wasser- und Elektrolythaushaltes durch Osmotherapeutika. Von M. Halmágyi

47 Anaesthesie in extremen Altersklassen. Herausgegeben von K. Hutschenreuter, K. Bihler und P. Fritsche

48 Intensivtherapie bei Kreislaufversagen. Herausgegeben von S. Effert und K. Wiemers

49 Intensivtherapie beim akuten Nierenversagen. Herausgegeben von E. Buchborn und O. Heidenreich

50 Intensivtherapie beim septischen Schock. Herausgegeben von F. W. Ahnefeld und M. Halmágyi

51 Prämedikationseffekte auf Bronchialwiderstand und Atmung. Von L. Stöcker

52 Die Bedeutung der adrenergen Blockade für den haemorrhagischen Schock. Von G. Zierott

53 Nomogramme zum Säure-Basen-Status des Blutes und zum Atemgastransport. Herausgegeben von G. Thews

54 Der Vena Cava-Katheter. Von C. Burri und D. Gasser

55 Intensivbehandlung und ihre Grenzen. Herausgegeben von K. Hutschenreuter und K. Wiemers

56 Anaesthesie bei Eingriffen an endokrinen Organen und bei Herzrhythmusstörungen. Herausgegeben von K. Hutschenreuter und M. Zindler

57 Das Ultrakurznarkoticum Methohexital. Herausgegeben von Ch. Lehmann

58 Stoffwechsel. Pathophysiologische Grundlagen der Intensivtherapie. Herausgegeben von K. Lang, R. Frey und M. Halmágyi

59 Anaesthesia Equipment. By P. Schreiber

60 Homoiostase. Wiederherstellung und Aufrechterhaltung. Herausgegeben von F. W. Ahnefeld und M. Halmágyi

61 Essays on Future Trends in Anaesthesia. By A. Boba

62 Respiratorischer Flüssigkeits-Wärmeverlust des Säuglings und Kleinkindes bei künstlicher Beatmung. Von W. Dick

63 Kreislaufwirkungen von nicht depolarisierenden Muskelrelaxantien. Von H. Schaer

64 Sauerstoffüberdruckbehandlung. Probleme und Anwendung. Herausgegeben von I. Podlesch

65 Der Wasser- und Elektrolythaushalt des Kranken. Von H. Baur

66 Überlebens- und Wiederbelebungszeit des Herzens. Von P. G. Spieckermann

67 Energiebedarf und Sauerstoffversorgung des Herzens in Narkose. Von D. Kettler

68 Anaesthesie mit Gamma-Hydroxibuttersäure. Herausgegeben von W. Bushart und P. Rittmeyer

69 Ketamin. Neue Ergebnisse in Forschung und Klinik. Herausgegeben von M. Gemperle, H. Kreuscher und D. Langrehr

70 Die Sekretionsleistung des Nebennierenmarks unter dem Einfluß von Narkotica und Muskelrelaxatien. Von M. Göthert

71 Anaesthesie und Wiederbelebung bei Säuglingen und Kleinkindern. Herausgegeben von F. W. Ahnefeld und M. Halmágyi

72 Therapie lebensbedrohlicher Zustände bei Säuglingen und Kleinkindern. Herausgegeben von R. Frey, M. Halmágyi und K. Lang

73 Diagnostische und therapeutische Nervenblockaden. Herausgegeben von R. Frey, M. Halmágyi und H. Nolte

74 Intravenöse Narkose mit Propanidid. Herausgegeben von M. Zindler, H. Yamamura und W. Wirth

75 Anesthetic Management of Endocrine Disease. By T. Oyama

76 Diagnostik der Narkose- und Operationsfähigkeit. Herausgegeben von H. Kronschwitz und P. Lawin

77 Herzrhythmus und Anaesthesie. Herausgegeben von H. Nolte und J. Wurster

78 Biotelemetrie – Angewandte biomedizinische Technik. Von H. Hutten

79 Coronardurchblutung und Energieumsatz des menschlichen Herzens unter verschiedenen Anaesthetica. Von H. Sonntag

In Vorbereitung/In preparation:

80 Anaesthesie. Atmung–Kreislauf. Herausgegeben von M. Gemperle, G. Hossli und B. Tschirren